図解

もの忘れの9割は食事で治せる

医学博士
蓮村 誠
Makoto Hasumura

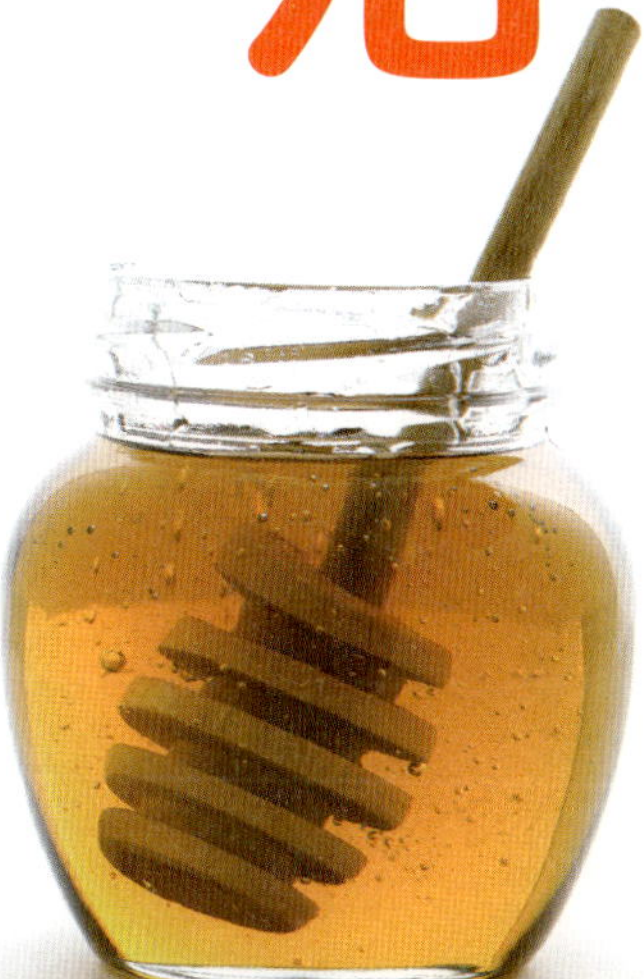

PHP研究所

食事を変えるだけで、「もの忘れ」は改善できる！

「人の名前がなかなか思い出せない」
「簡単な漢字が書けなくなった」
「『その話、この前も聞いたけど……』と、よくつっ込まれる」

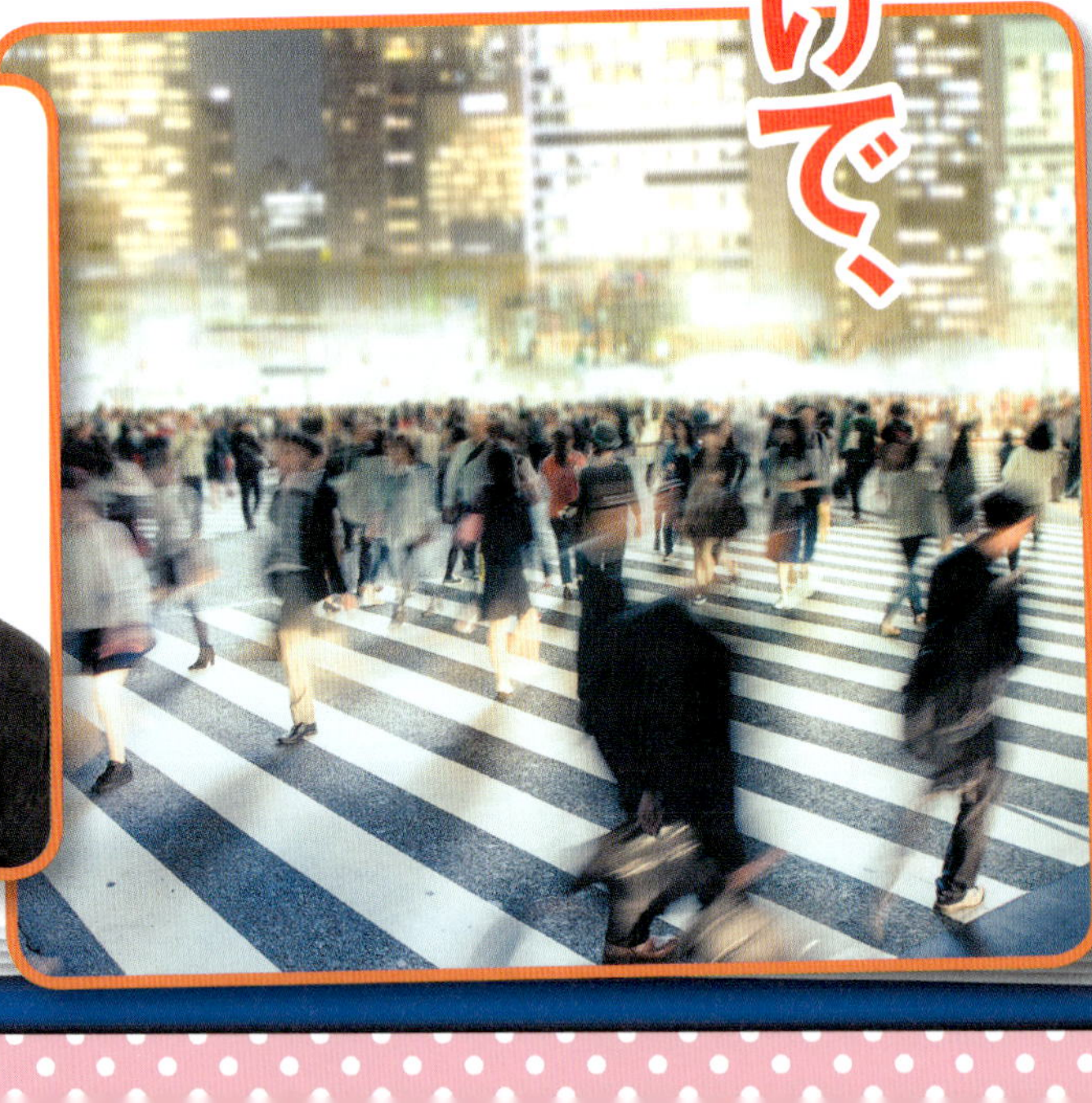

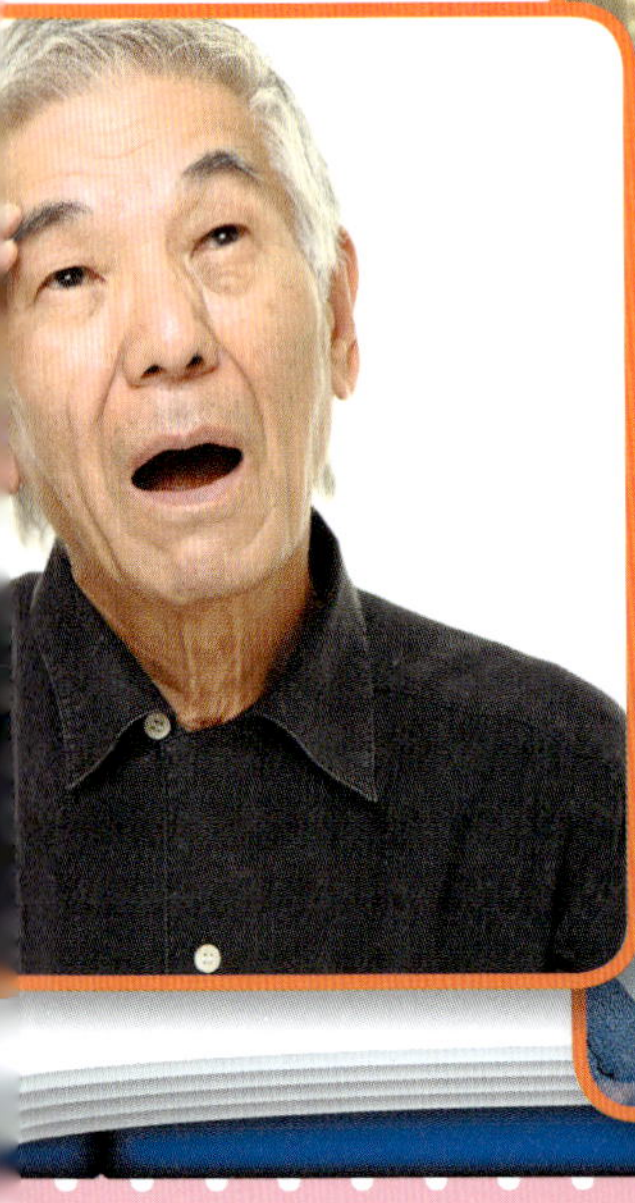

いま、高齢者だけでなく、三〇代や四〇代といった働き盛りの世代でもこういった「もの忘れの悩み」が増えています。

中でも高齢者の認知症患者の急増は深刻な問題です。

なぜ、このようなことがおこっているのでしょうか？

一般的な理由としては、「平均寿命が高くなったことで長生きをする方が多くなっているから」「核家族化が進み、独居老人が増えて生活に不便をすることが引き金となるから」など、さまざまにいわれていますが、私は**認知症が増えている本当の原因は、「食事」である**と考えています。

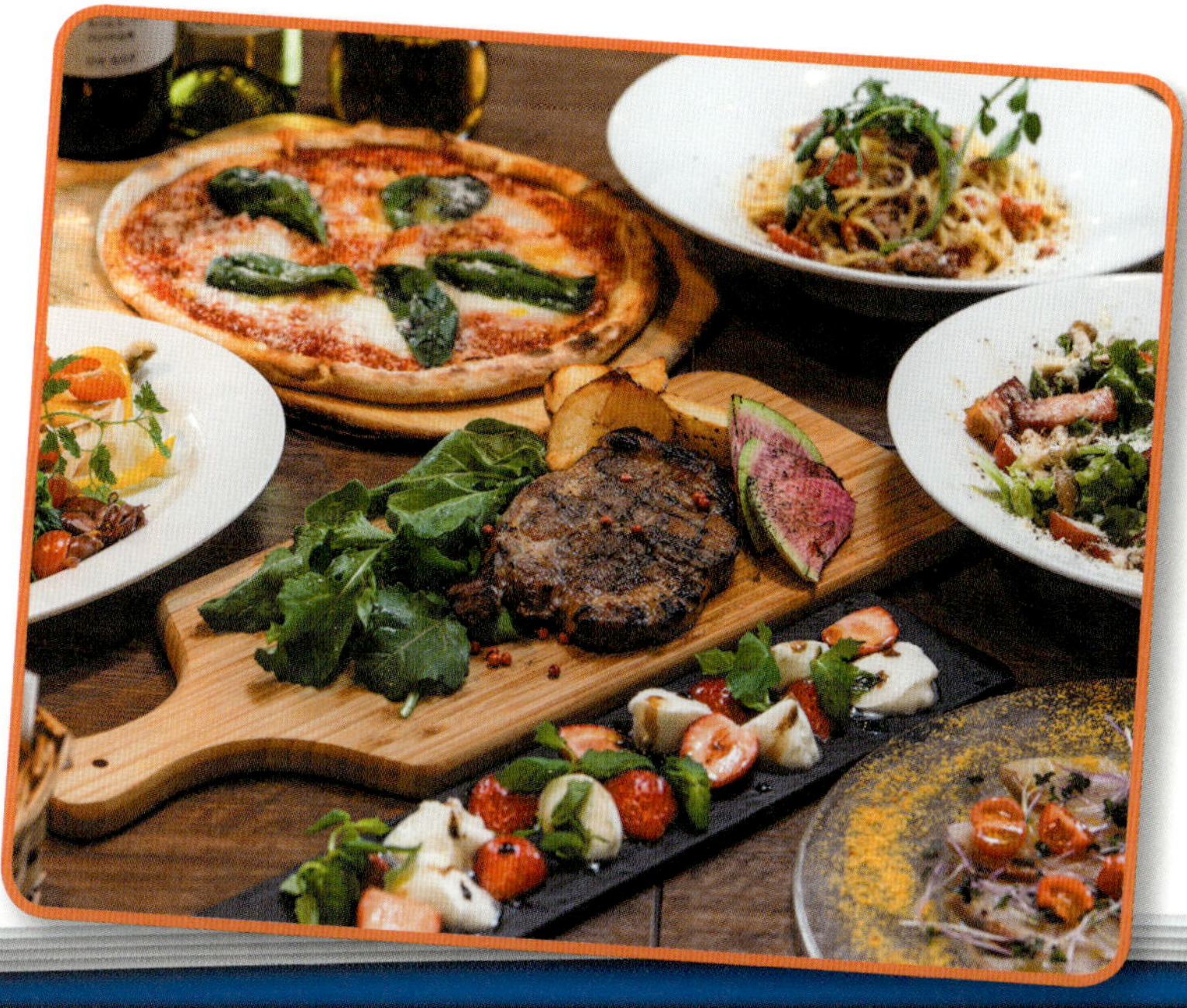

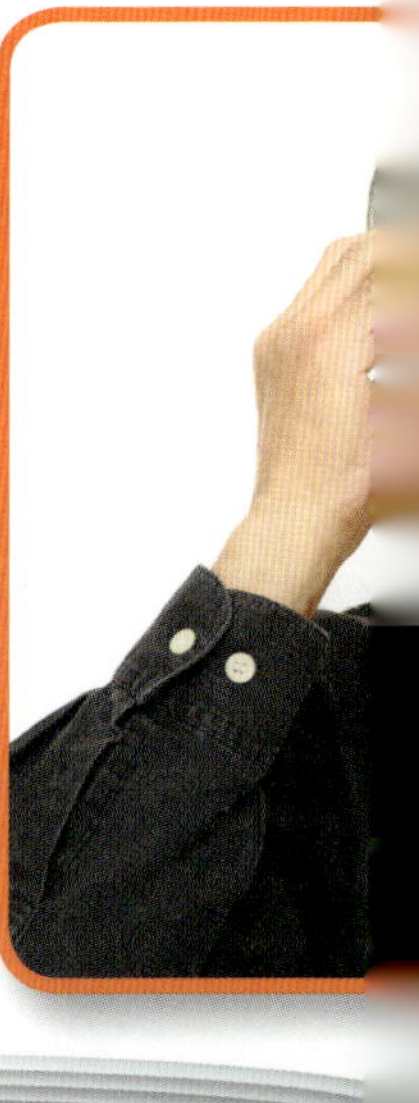

もの忘れを改善する「食べ物&食べ方」を大公開！

日本人の食生活は、この百年で大きく変わりました。それだけが「もの忘れ」の原因ではありませんが、大きく影響していることは確かだと思います。

本書では、アーユルヴェーダというインドの伝

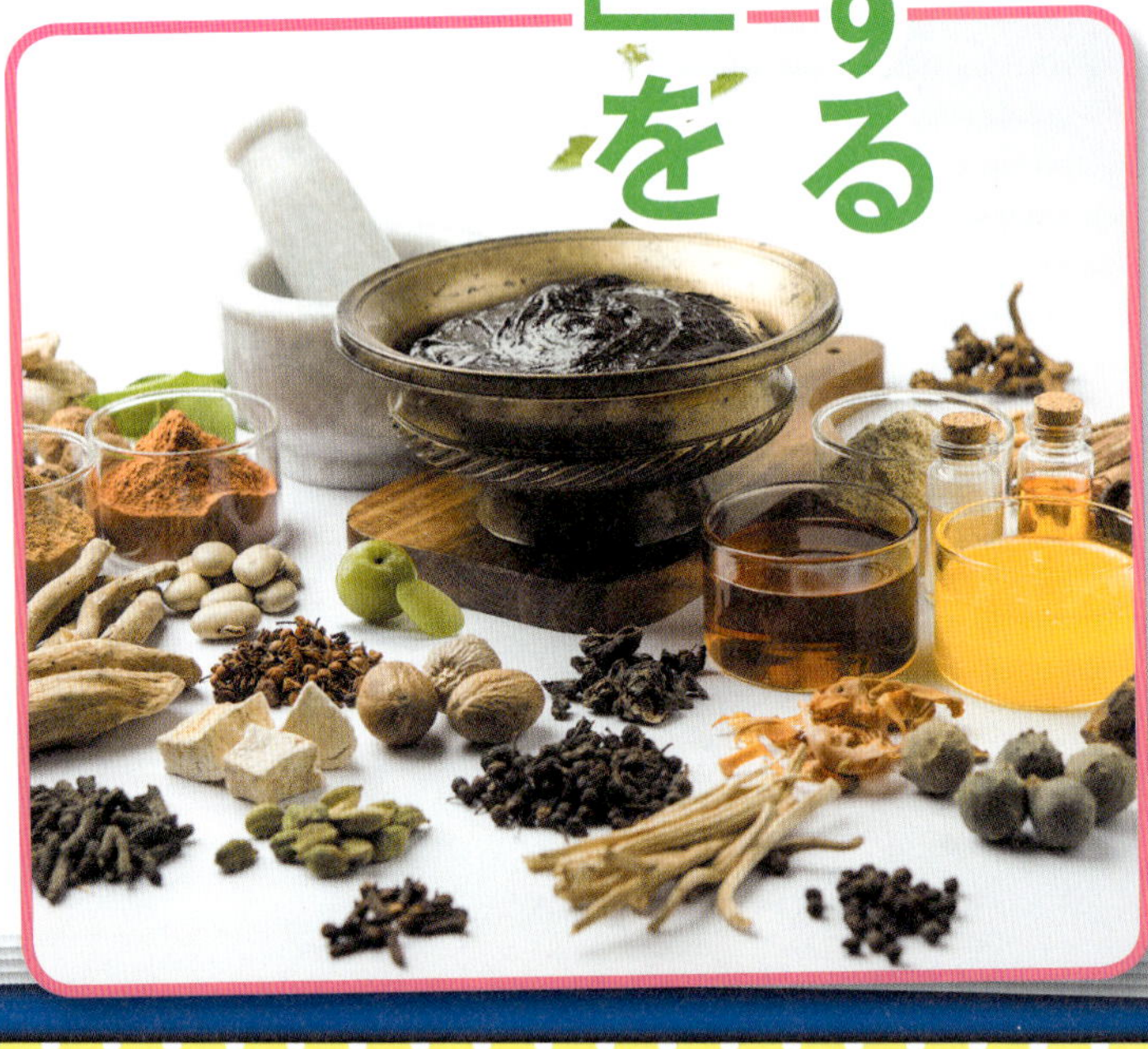

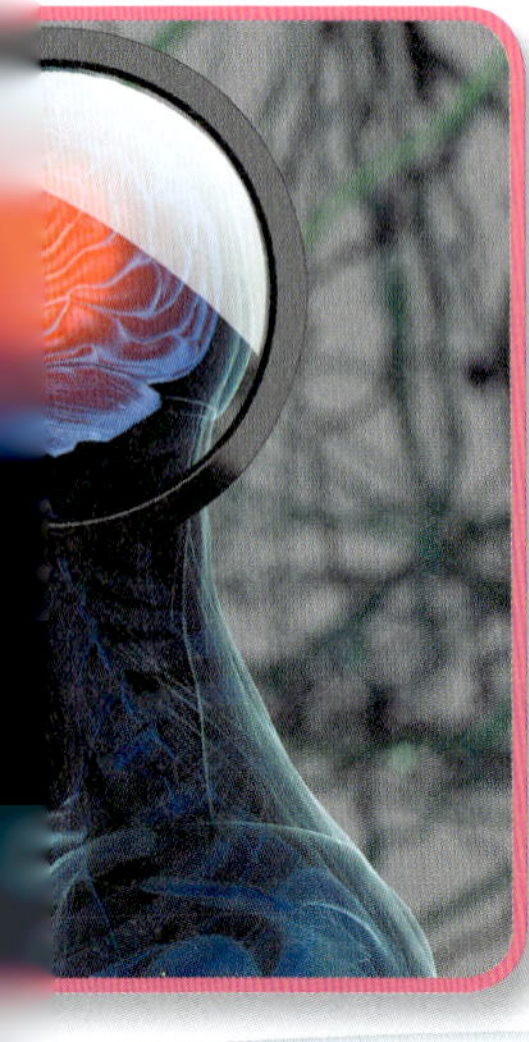

承医学にもとづき、**もの忘れを改善させ、認知症を予防する食事のあり方を提案します。**

たとえば、長年にわたり夕食が遅く、さらに夕食後に甘いものを食べている人は要注意です。

こうした食事を続けていると、やがて消化の働きが弱り、食べたものが体内できちんと消化、代謝されなくなってしまいます。

結果、**消化し切れなかったものが未消化物となり、時間の経過とともにそれらは毒素化し、細い脳の血管を多数詰まらせ**、脳血管性認知症の原因となったり、脳組織にたくさん溜《た》まり、アルツハイマー型認知症の原因になったりするのです。

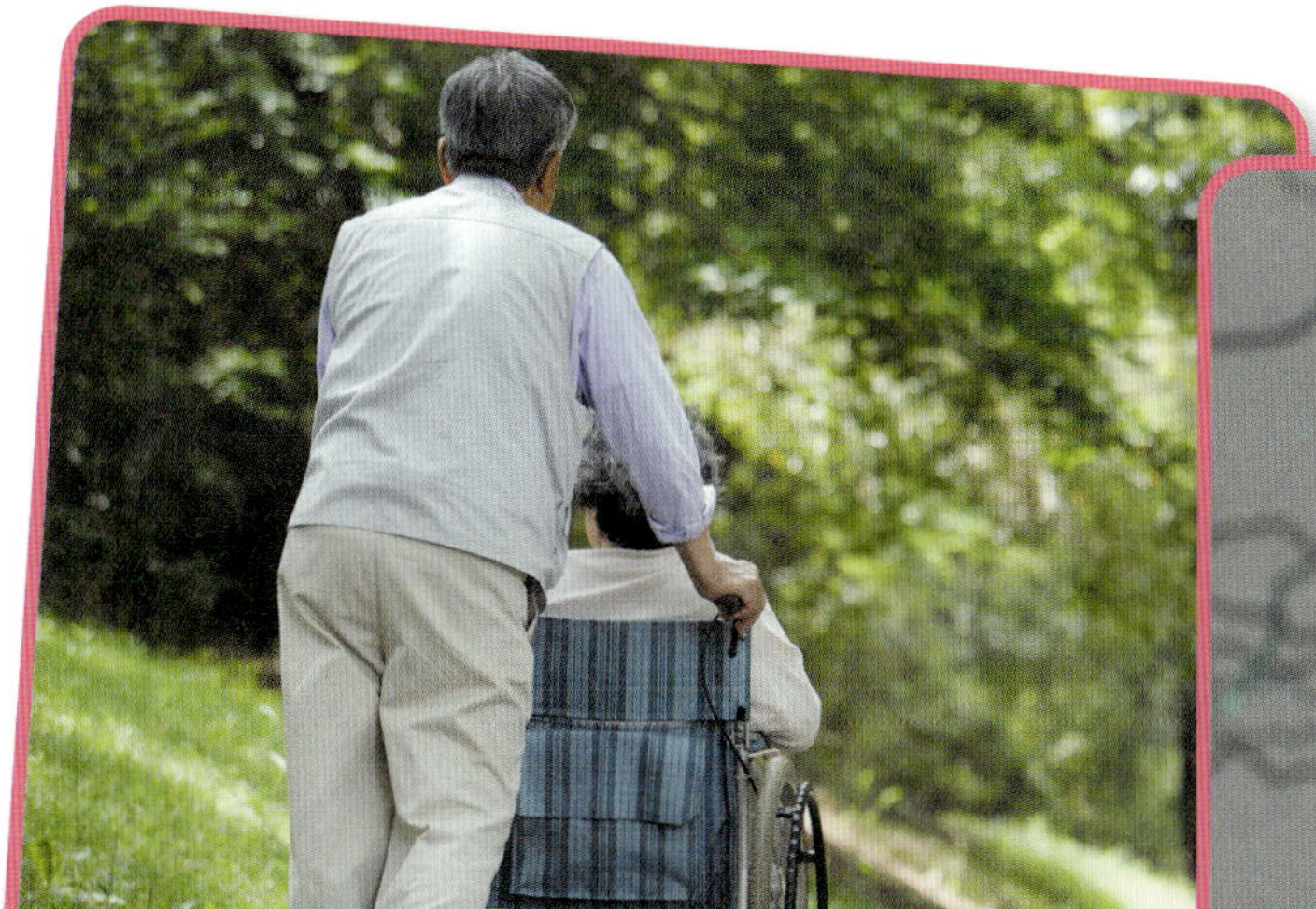

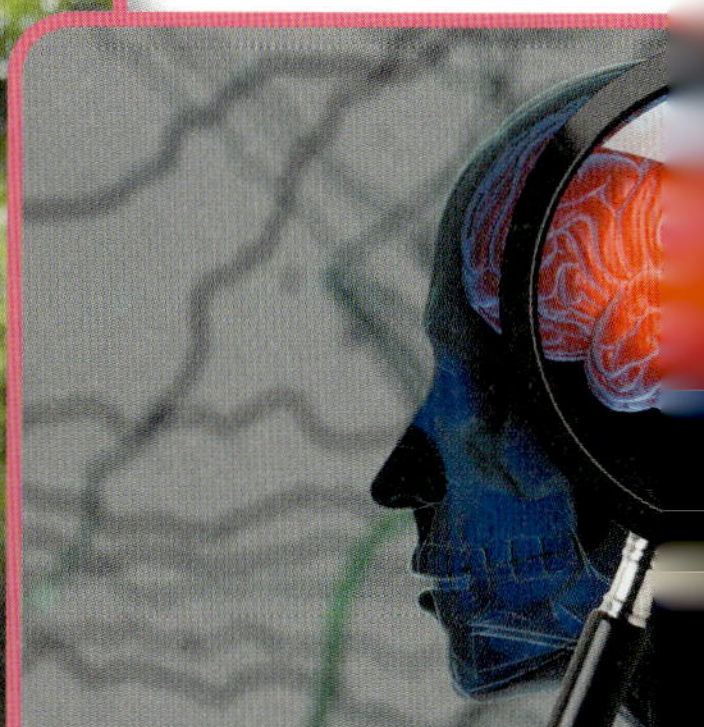

食事を整えれば、もの忘れは9割治る!!

以前六〇代の男性が、もの忘れが気になると来院されました。コレステロール値が高く、数年前には脳梗塞をおこしていて、脳には数センチほどの影が残りました。

診察の結果、私はこの方に食生活を改める必要があることを話し、アーユルヴェーダにもとづいた食事の仕方を指導しました。

数か月後、この方は病院で脳の検査を受けまし

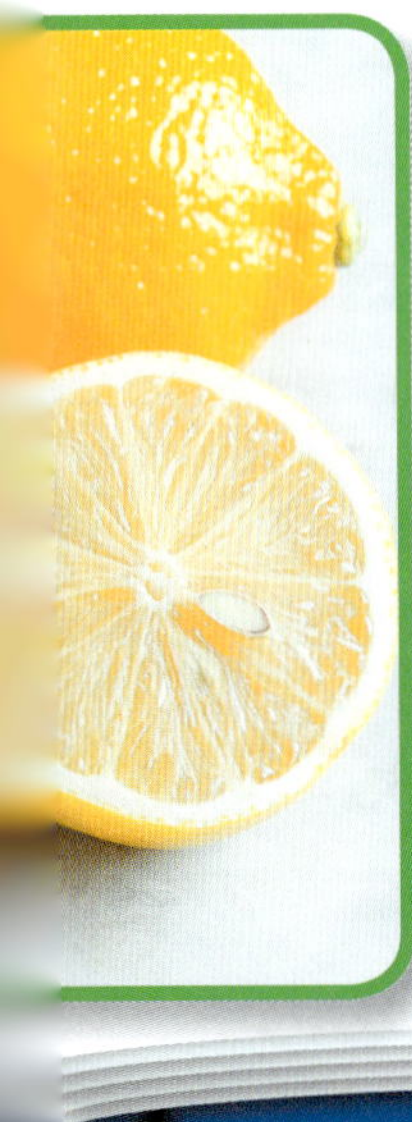

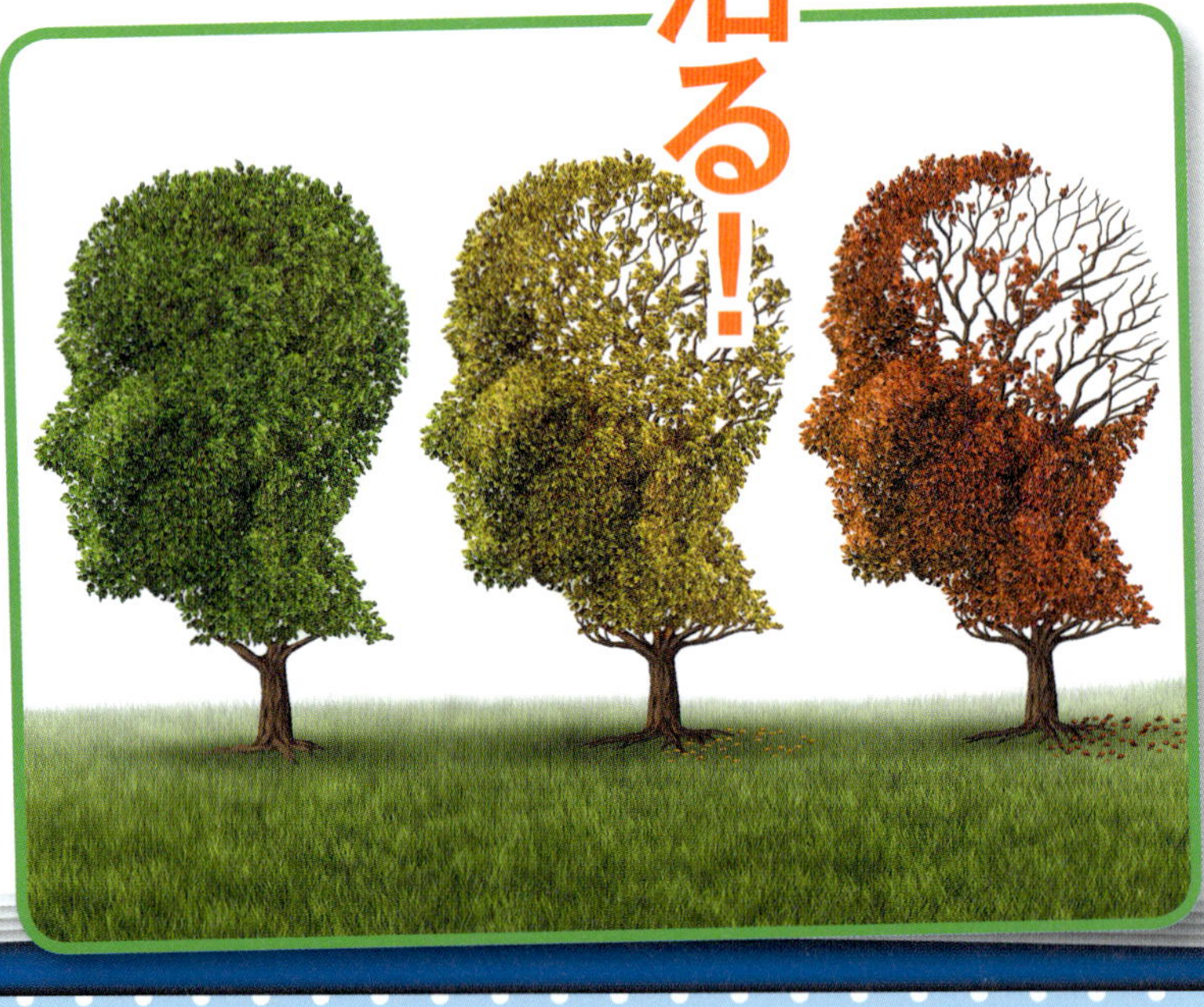

た。すると、これまでにあった脳梗塞の影が完全になくなっていたのです。

さらに、この方のもの忘れはなくなり、頭がすっきりして、以前よりも物事を深く考えられるようになったと喜んでいました。

もの忘れは誰もがするものですが、**実は加齢によってそれが進むわけではありません。**食事を整えることで、9割の病的なもの忘れは治せるでしょう。つまり、認知症は予防することができるということです。

もの忘れが気になる、という方はぜひ本書を参考にして、若く元気なときのようなすっきりとした頭をとり戻してください。

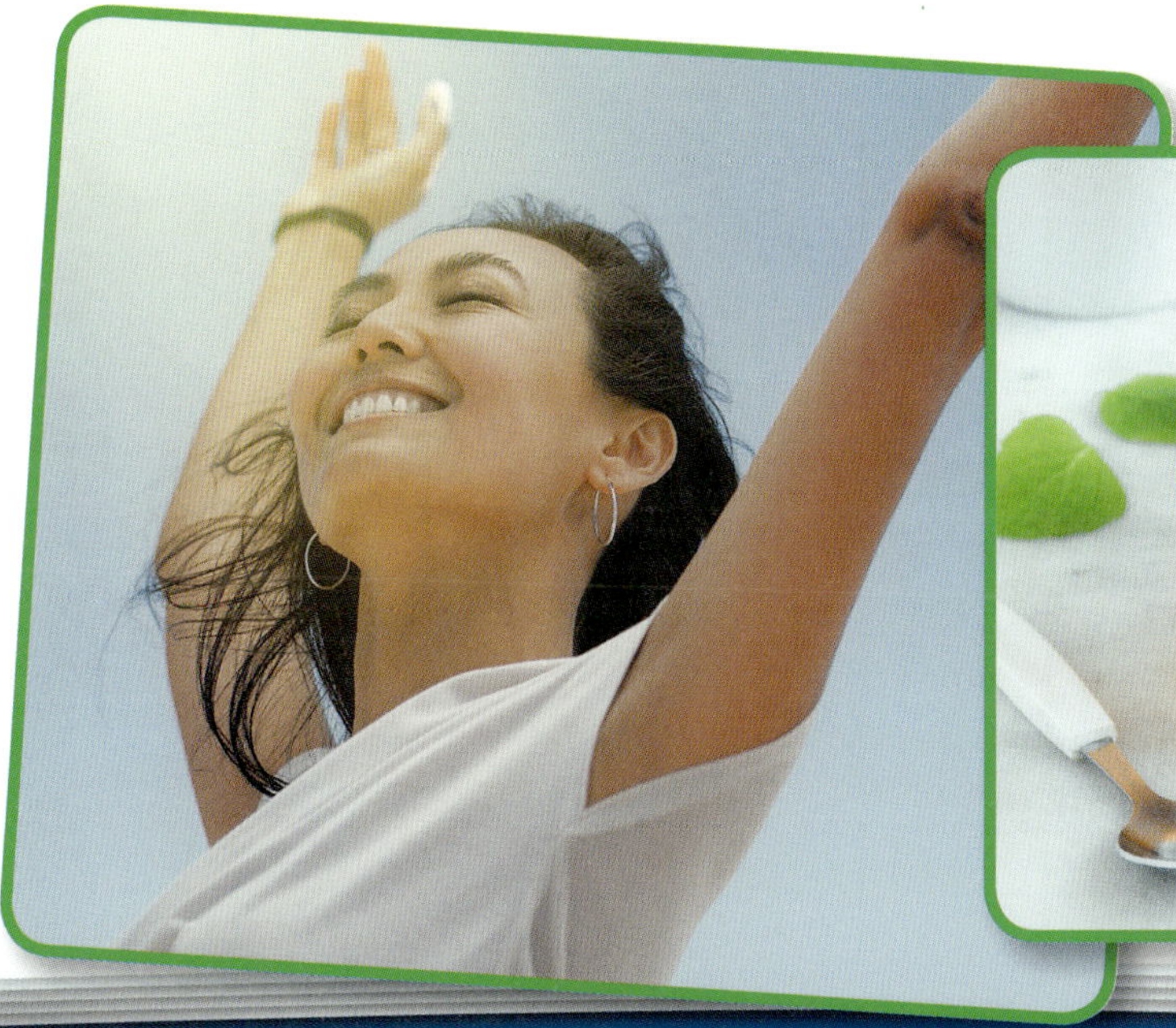

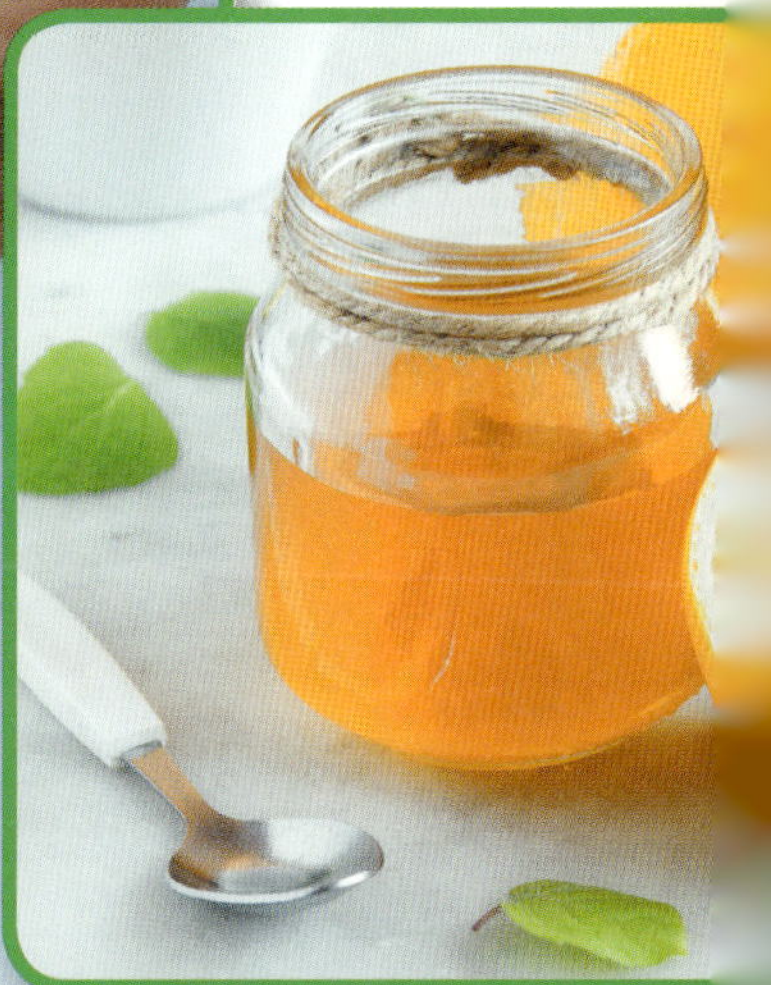

序章 〝歳をとると忘れっぽくなる〟はウソ!? ——〝もの忘れ〟の正体

第1章 もの忘れを治す食、悪化させる食

第2章 食事を変えるだけで、脳はミルミル甦る

■装丁／根本佐知子（梔図案室）
■カバー表1写真／iStock.com/LuisPortugal
iStock.com/KMNPhoto，iStock.com/kaanates
■本文・折込デザイン・DTP・図・イラスト／桜井勝志
■編集協力／山本貴緒
■本文・折込写真／iStock by Getty Images，photolibrary
※本書は2014年3月刊『もの忘れの9割は食事で治せる』（PHP文庫）を改題し、図やイラストを加えて再編集したものです。

序章

〝歳をとると忘れっぽくなる〟はウソ!?

――〝もの忘れ〟の正体

01 そもそも「記憶」ってなに?

加齢とともに進行すると思われている「もの忘れ」ですが、**本質的には年齢とあまり関係ありません。**人はもともと、もの忘れをするものだからです。「もの忘れ」の仕組みについて、まず簡単にお話していきましょう。

あまり知られていませんが、記憶というのは、わたしたちのこころの働きと深く関連しています。では、こころとはいったい何でしょうか?

こころは実体ではありません。脳や心臓などの臓器のように、ひとつの物体として存在しているわけではないのですね。

「思いが浮かぶ」という〝作用〟こそが、じつはこころの正体です。

たとえば、何かを見たときに「おもしろいな」とか「変だぞ?」とか「おいしそうだな」という思いが浮かんでくる。

この「思いが浮かんでくる」という作用の集合体が、こころなのです。

「もの忘れ」の原因は、加齢ではない!?

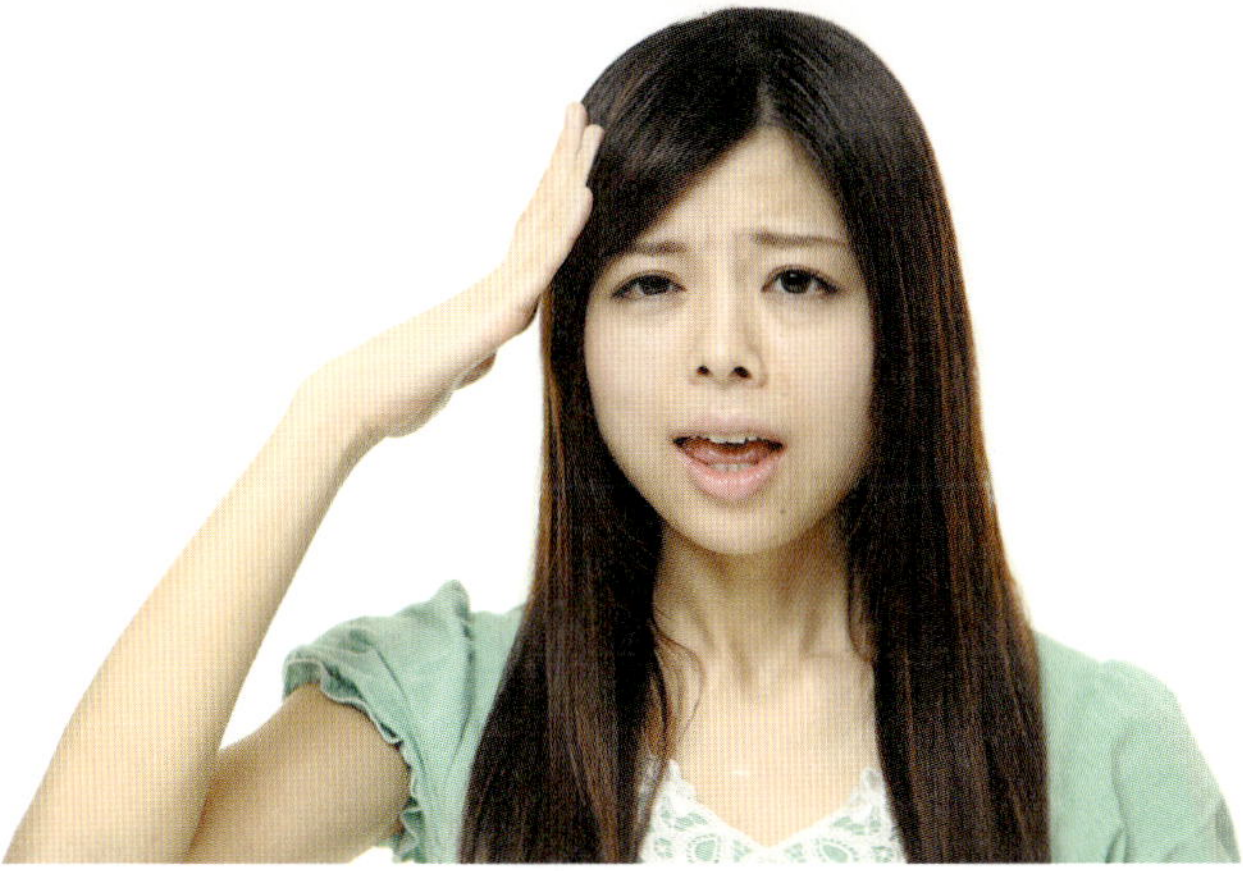

そもそも

人は、「もの忘れ」をするもの!

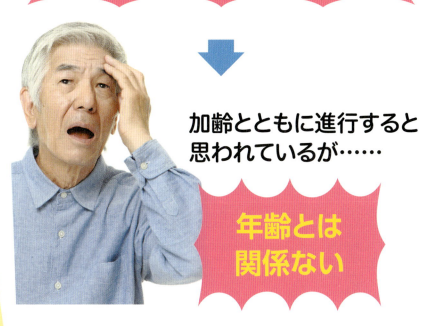

加齢とともに進行すると
思われているが……

**年齢とは
関係ない**

02 こころがもつ三つの機能とは

わたしたちのこころには日々さまざまな思いが浮かんでいるわけですが、一般的に、人は一日に約六万個の思いを抱くといわれます。この「思い」を、専門的には「想念」と呼びます。

記憶というのは、過去と結びついた想念のことです。「思い浮かぶ」ものですから、間違いだってあるでしょう。

「もの忘れ」とは、何らかの理由で記憶が正しく再生できない状態のこと。もの忘れは原則、誰にでもあります。

では人はなぜ、もの忘れをするのでしょうか。その理由を知るには、こころの機能がカギになります。

わたしたちのこころには、**〝自我〟と〝心〟と〝理知〟という三つの機能があります。**

たとえば目の前にメロンがあったときに、「これはわたしが大好きなメロンだ」と思ったとしましょう。この「わたし」が〝自我〟。「大好き」という感覚が〝心〟。そして「これはメロンだ」と、とらえたものが何であるかを判断して決定する機能が〝理知〟です。

わたしたちのこころでは瞬間的に、この三つの機能が同時に働いています。記憶をはじめ、「誤解」や「錯覚」、「夢」も、すべてこころの働きです。

こころの3つの機能

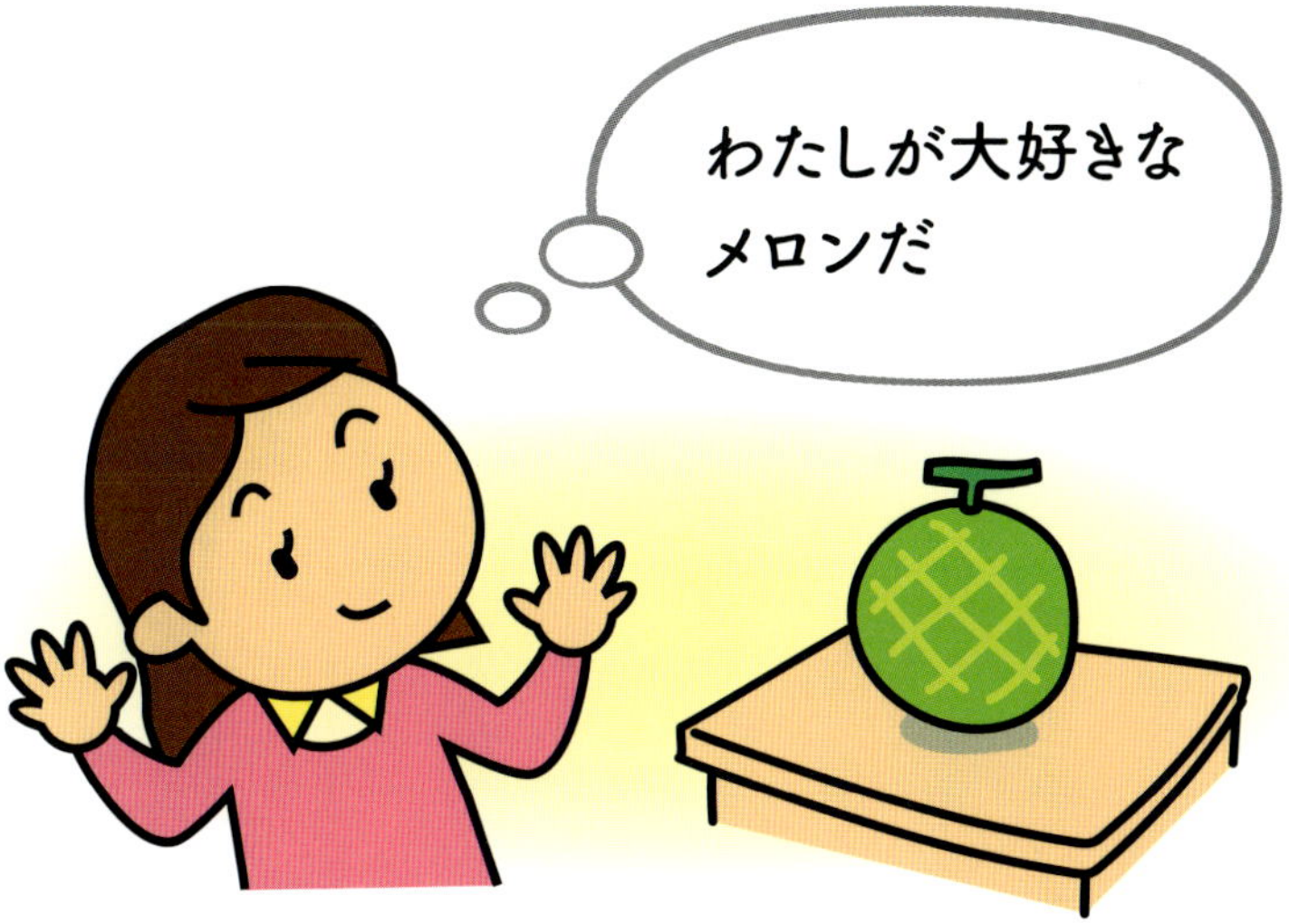

「わたしが」→ 自我

「大好き」→ 心

「これはメロンだ」→ 理知

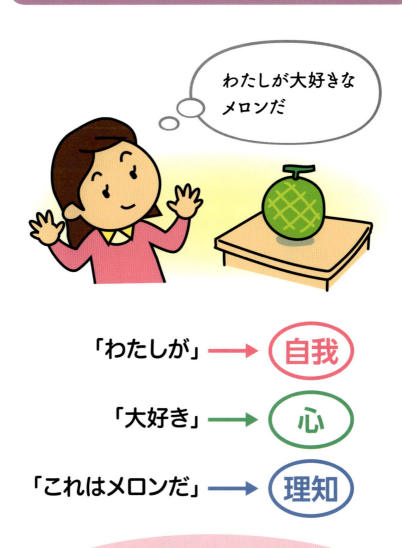

こころでは、瞬間的に、
この3つの機能が同時に働いている

03 「もの忘れ」の仕組みはこれ！

匂《にお》いがわからないという人がまれにいらっしゃいます。医学的に検査をしても異常がないのに、何も匂いがしないというのです。

こころの三つの機能にあてはめてみると、匂いをかいだときに「自分がかいでいる」という自覚が〝自我〟。「いい匂いだな」などの感覚が湧《わ》き上がってくる作用が〝心〟。そして「これは○○の匂いだ」と決定しているのが〝理知〟です。匂わない人というのは、最終決定をする〝理知〟が働いていません。

つまり、どんなものをかいだとしても、**理知がきちんと機能していなければ、匂いはわからないのです。**

同じことが記憶でも起こります。こうしたことを総称して「理知の誤り」といいますが、理知が間違ってしまえば、人はいくらでももの忘れをするのです。

目の前のボールペンを見て、「あ、シャープペンシルだ」と思ってしまうことがありますね。同じことが、過去の出来事についても起こります。すると、**記憶違いが起こったり、記憶自体がない**ということにもなるでしょう。

「理知」がもの忘れの程度を決める要素の1つ

理知が機能していると

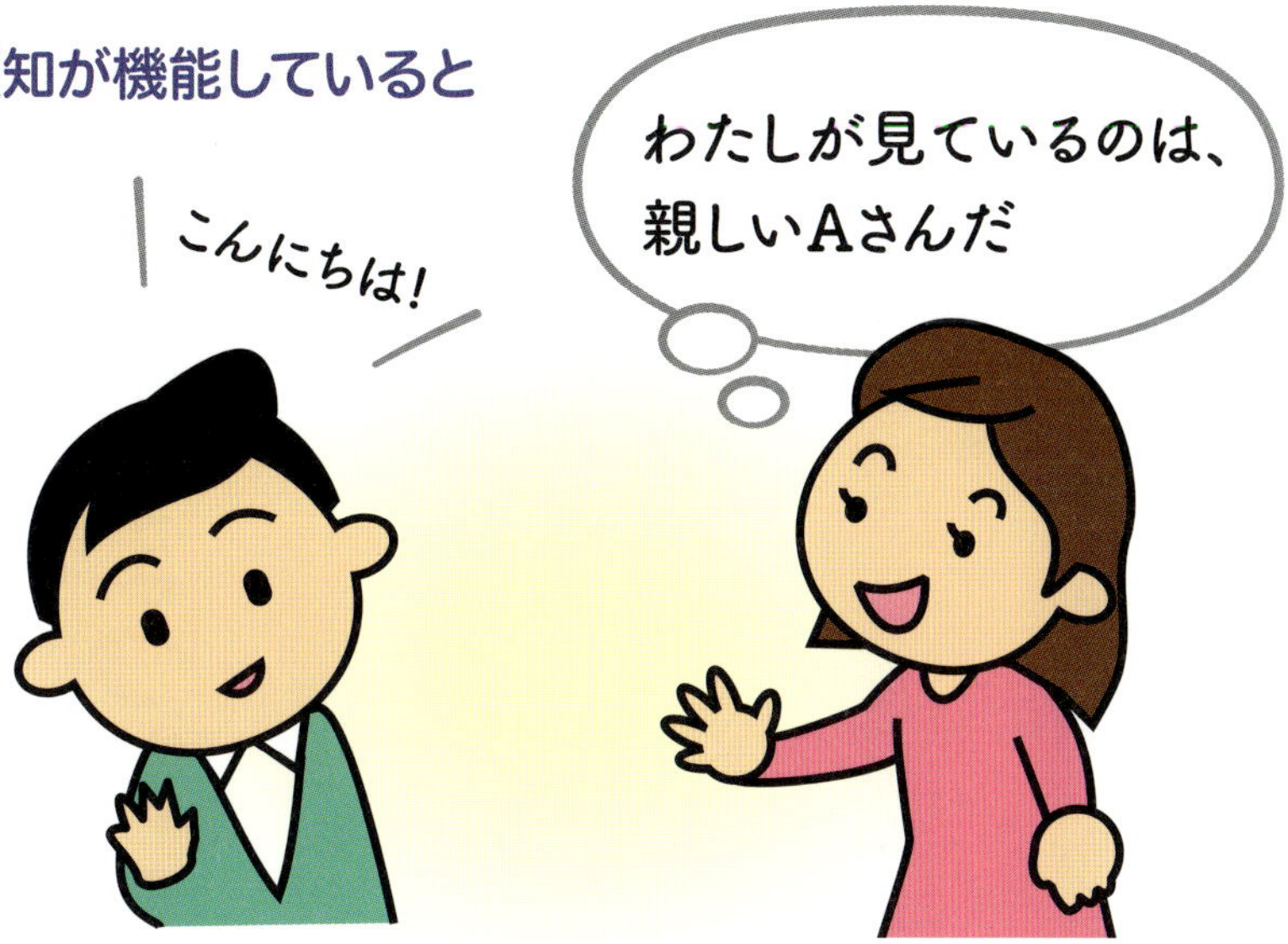

理知が機能していないと

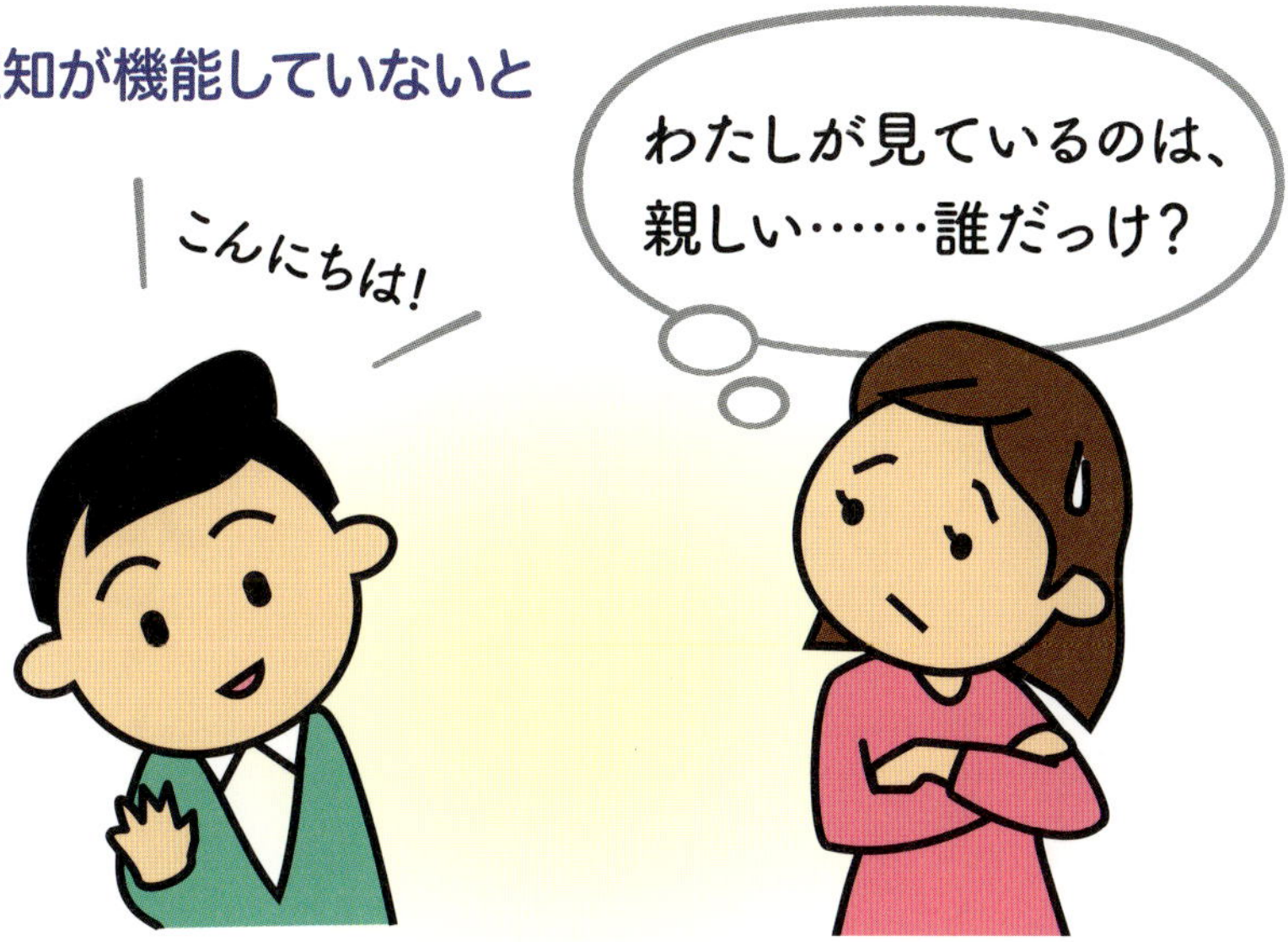

04

もの忘れにはタイプがある！①

記憶にまつわる三つのエネルギー

わたしたちの体質や性格は、すべての人がもっている〝質〟のバランスによって決まります。これはアーユルヴェーダで「ドーシャ」と呼ばれるもので、風の質である**「ヴァータ」**、火の質である**「ピッタ」**、水の質である**「カパ」**の三つがあります。

この三つの質のうちどれが強いか弱いかの違いによって、その人の個性や体質までもが決まってくるのです。じつは記憶にも、この三つの質に準ずるエネルギーがあります。

この三エネルギーのどれに乱れがあるかによって、もの忘れのタイプが変わるのです。

左ページに記憶の三エネルギーをまとめます。

これら三エネルギーのバランスが「記憶力」のカギになるわけですが、先ほどお話しした〝理知〟というのは、この三つを統合した機能ともいえます。

記憶にまつわるこの三エネルギーが適切に働いていれば、理知の間違いも少なくなるということです。反対に、どれかひとつに乱れがあれば、「もの忘れ」や「記憶違い」が起こることになります。

記憶の3エネルギー

ヴァータ系＝入出力のエネルギー

ひとつめは、わたしたちの神経活動全般をになっている「プラーナ」というエネルギー。情報をインプットしたりアウトプットしたりする入出力系のエネルギーです。これを、本書では「ヴァータ系」と呼ぶことにします。**ヴァータとは、軽い、動く、乾燥、不規則、澄んでいるなど、「風」から連想される性質です。**

ピッタ系＝情報処理系のエネルギー

ふたつめは、入ってきた情報を自分なりに消化して処理する「サーダカ」というエネルギー。これを「ピッタ系」と呼びます。**ピッタとは、熱い、鋭い、辛い、変換、メカニズムなど、「火」から連想される性質です。**

カパ系＝記憶保持系のエネルギー

3つめは、処理した情報を自分のなかに留めておく「タルパカ」というエネルギーです。ここでは「カパ系」と呼びましょう。**カパとは、重い、やわらかい、冷たい、遅い、湿っているなど、「水」から連想される性質です。**

05

もの忘れにはタイプがある！②

もの忘れ、あなたはどのタイプ？

三つの記憶エネルギーのうちどれが乱れているかによって、もの忘れにもパターンが出てきます。

現代人に多いのはやはりヴァータ系の乱れ。つまり入出力するエネルギーの乱れです。無意味なデータを過剰にとりこんでいる人が非常に多いと思います。

そもそもヴァータが乱れているとき、人は不安な気持ちになります。不安にかられて、さらによけいな情報を詰めこんでしまうという悪循環を引き起こすのです。

すると、こころはいつもざわざわして、ささいな情報に振り回されるようになります。こうした人は、つねに焦りや心配があり、落ち着きもないでしょう。

ピッタ系に乱れがあると、とりこんだ情報を適切に処理できません。泥がついたままのような記憶がいつまでも処理されずに残ってしまいますから、過去の失敗をいつまでも忘れられずに引きずってくよくよする、というような症状が生じます。どうでもいいことばかりが思い出され、肝心な記憶が出てこなくなるのです。

カパ系が乱れてしまえば、情報を不要に溜めこむようになります。留める力が強くなるので、あるはずの記憶が思うように出てきません。便秘のように詰まってしま

現代人はもの忘れしやすい!?

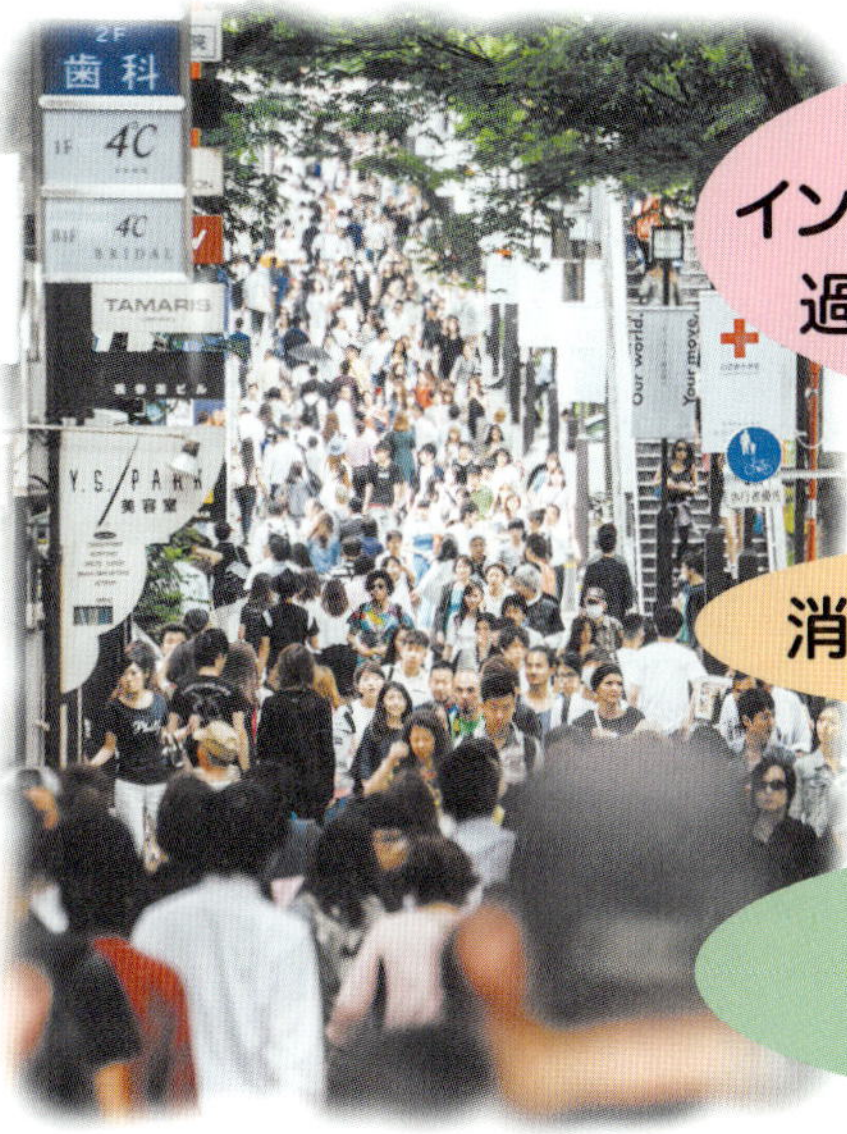

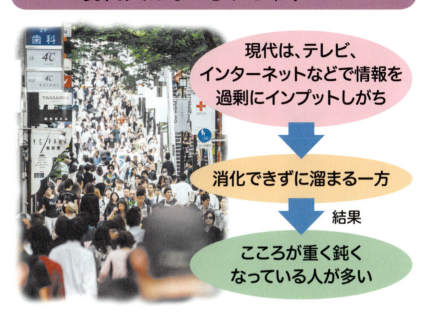

現代は、テレビ、インターネットなどで情報を過剰にインプットしがち

↓

消化できずに溜まる一方

↓ 結果

こころが重く鈍くなっている人が多い

うのです。

こうした人は、生き生きとした想念が浮かび上がらず、かぎられた同じ思考ばかりにとらわれるようになります。

そうなると、人は内向的になり、人生を積極的に生きることができなくなるのです。

エネルギーに乱れがなければ、人は本来、自分に必要な情報以外はとりこみません。入ってきた情報は適切に処理され、不要なものは燃やされてしまいます。たとえ泥だらけの情報が入ってきたとしても、泥はきれいにとり払われ、必要な部分だけが残されて保持されるのです。

整理整頓《せいとん》されて蓄積されますから、必要なときには正しく思い出すことができます。

06

「乾燥」と「不安定さ」が原因

「歳をとると忘れっぽくなる」本当の理由①

歳を重ねたせいか、若いころのようにものごとにパッと対応できなかったり、頭の回転がなんとなく鈍くなっている気がする……という声をよく耳にします。けれど人は本来、加齢で「鈍くなる」ということはありません。

ただ、年齢とともに体質が変化するので、もの忘れしやすくなることはあるでしょう。

人は年齢によって、もともともっている質のうち、どれが優位になるかが変わります。五〇代を過ぎると、風にまつわる質であるヴァータが乱れやすくなります。その理由は、歳とともに増加しやすい**からだの「乾燥」と「不安定さ」にあります。**年齢を重ねると、からだから水分が失われやすく、からだもこころも軽くなるために、不安定になりやすいのです。ヴァータに乱れがあると、記憶エネルギーのヴァータ系にも乱れが出ます。そのために記憶のインプットやアウトプットに間違いが起こったり、ものごとの結末を忘れやすくなったりするのです。

みなさんが「もの忘れ」と思っている症状の多くは、この「終わりを憶《おぼ》えていない」状態。原因の多くがヴァータ系の乱れですから、年齢を重ねると忘れっぽくなるというのも、まったくのウソというわけではありません。

「結末が思い出せない!」は気にしなくて大丈夫!

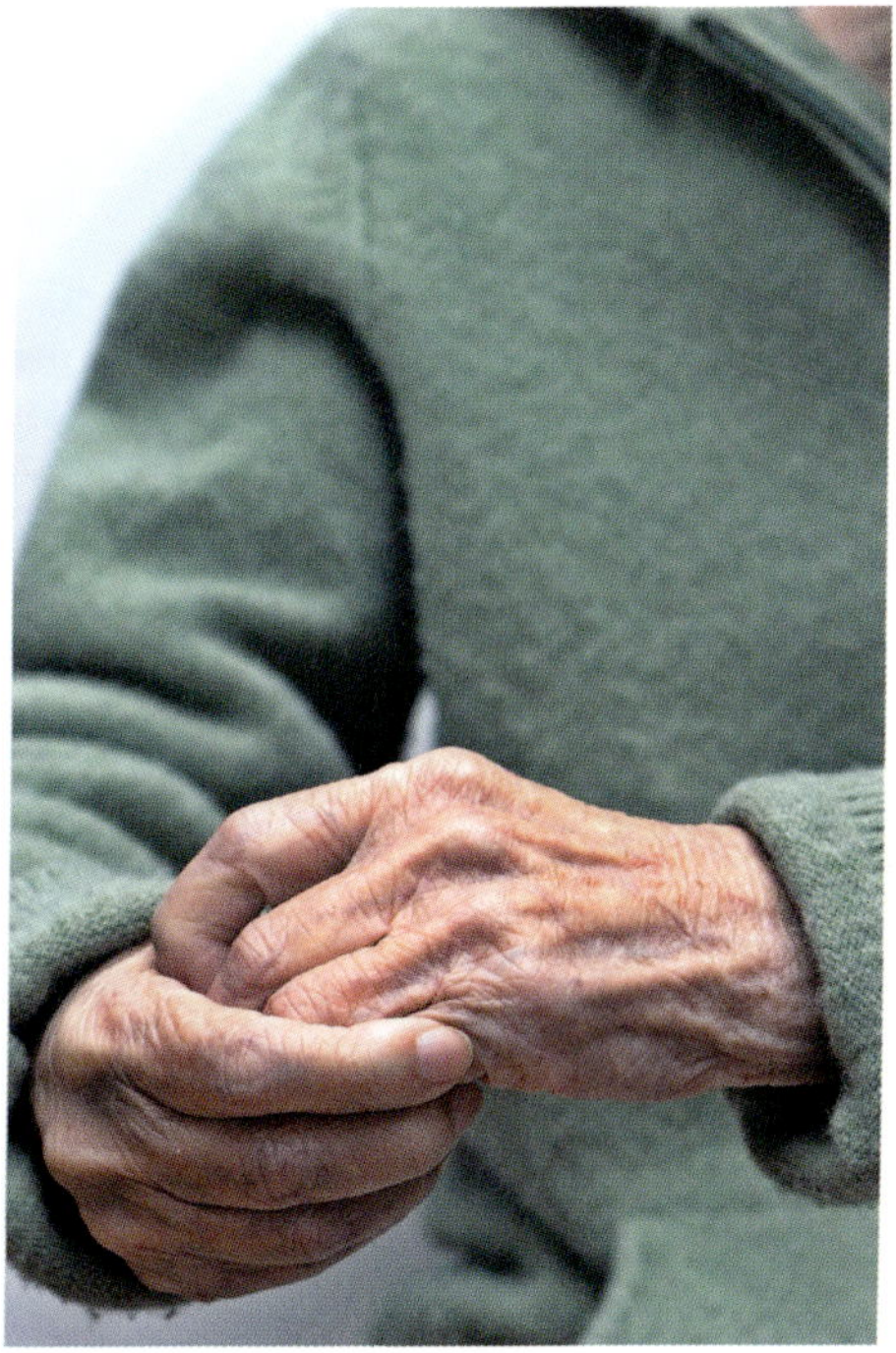

年齢を重ねると、

- からだから水分が失われやすくなる
- からだもこころも軽くなって、不安定になりやすい

↓

ヴァータが乱れやすくなる

↓

記憶のインプットやアウトプットに間違いが起こる

ただし、

年齢による体質の変化が原因なので、「終わりを憶えていない」状態は心配しすぎなくて大丈夫!

07

「歳をとると忘れっぽくなる」本当の理由②

食事の乱れに注意せよ！

気をつけなければならないのは、**ヴァータ系の乱れが引き起こす〝食事の乱れ〟です。**これが「鈍くなる」根本原因ともいえます。乾燥の質が増えてくると人は不安定になり、軽くふわふわしてしまうので、「重さ」を求めるようになります。何によって軽さを補うかといえば、食事です。

自分の不安を満たそうとして、**重いものや脂っぽいものをガッツリ食べてしまい、今度は記憶を保持するカパ系の乱れも引き起こしてしまうのです。**

重い質がどっしり溜まって、こころもからだも鈍くなってしまえば、記憶を正しく再生できなくなります。鬱《うつ》っぽく内向的になるという傾向も出てくるでしょう。

こころが重い状態では、入ってきた情報をしっかり処理できませんから、ピッタ系も弱り、記憶違いも起こすようになります。

歳をとって忘れっぽくなる本当の理由は、乾燥の質の乱れにともなう食事の乱れにあるのです。

重いものがつぎつぎからだに入ると、胃腸の消化が追いつきません。その結果、大量のカパ（＝重い質）が未

注意すべきは食事の乱れ！

加齢により乾燥の質が増えてくる

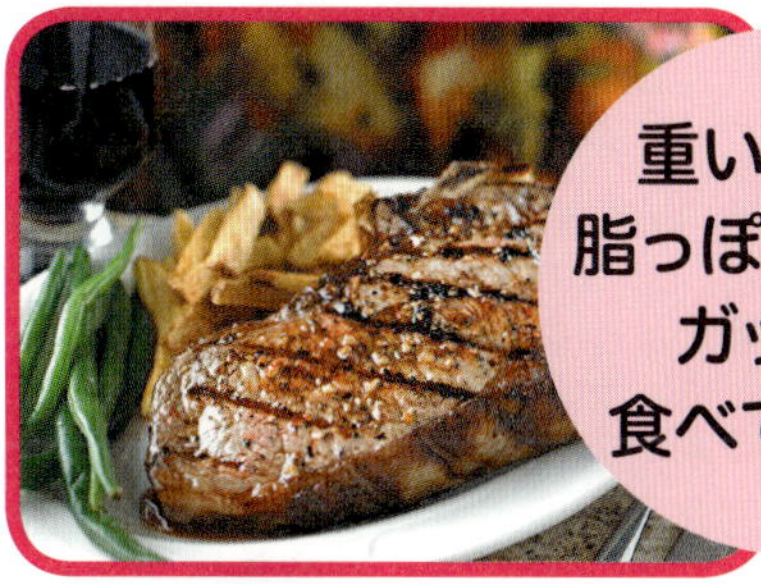

重いものや脂っぽいものをガッツリ食べてしまう

記憶を保持するカパ系の乱れを引き起こす

消化のままからだに溜まってしまいます。
この未消化物のことをアーユルヴェーダでは「アーマ」と呼びますが、このアーマが、じつはあらゆる病気の原因です。

消化されずに蓄積されたアーマは、やがて毒素になってからだのさまざまな管に詰まり、脳の血管にも詰まりを起こします。これが脳梗塞《のうこうそく》の原因です。

西洋医学の視点で見ると、こうした現象は多くのばあい、脳血管性の記憶障害としてとらえられていますが、そもそもの原因は〝食べすぎ〟にあります。

逆にいえば、アーマを溜めない正しい食事をしていけば、もの忘れは改善され、病気も予防できるということです。

今日からできる！ もの忘れ克服法

08 溜まった毒素の量がカギ！

記憶力を甦《よみがえ》らせるための正しい食事をこれからご紹介していくわけですが、その前に、あなたのからだにアーマ（＝未消化物）がどれくらい溜まっているかをチェックしてみたいと思います。

「アーマ」とは、からだとこころの未消化物（＝毒素）のことです。

食べたものがきちんと消化されれば、こころとからだのエネルギーになりますが、消化も排泄《はいせつ》もされずに体内に残ったものは、未消化のまま蓄積されてしまいます。アーマには粘着性があるので、溜まったアーマは体内のあちこちに付着し、からだ本来の機能や免疫力を弱めてしまうのです。

このアーマが、いまあなたの体内にどれくらい溜まっているかを調べます。アーマは記憶の３エネルギーの乱れに結びついて、さらなる「もの忘れ」のもとになります。

溜まってしまったからだのアーマを体内から排出していくことが、記憶力を回復させる第一歩なのです。

あなたの〝もの忘れ度〟をチェックしてみよう

チェック01

「あなたのアーマはどの種類？」

７つの項目のうち、ひとつでもあてはまるものがあれば、あなたの体内にはアーマが溜まっています。合計数のいちばん多いアーマの質が乱れやすい状態です。

ヴァータ系（＝入出力系）の乱れに結びつくアーマ

（＊複数回答可）

- □ 舌ごけが褐色っぽい
- □ 便がかたくて出にくい
- □ 食欲が日によって不安定
- □ おなかがゴロゴロする
- □ からだのあちこちが痛い
- □ 関節がきしむ
- □ 首や肩のこりとともに頭痛がある

合計□個

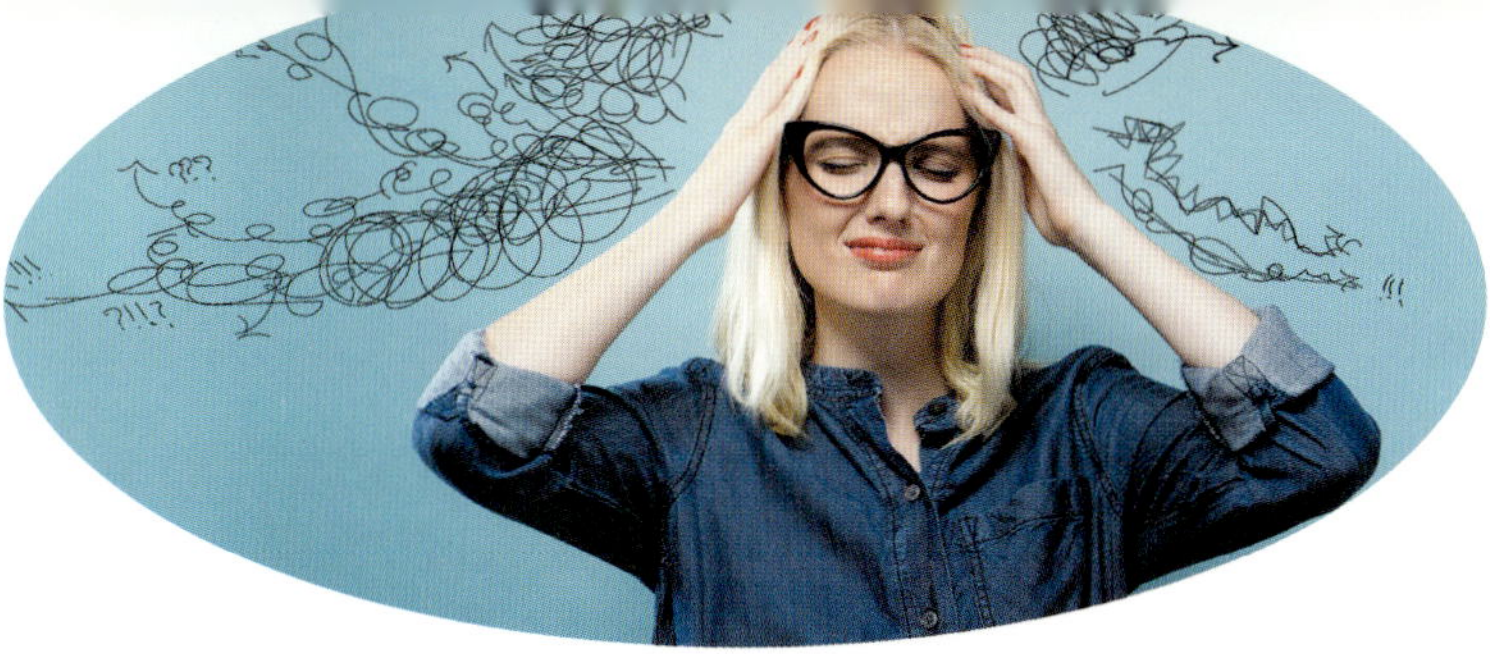

ピッタ系（＝情報処理系）の乱れに結びつくアーマ

（＊複数回答可）

- □ 舌ごけが黄色っぽい
- □ 体臭や口臭が強い
- □ 尿や便の色が黄色っぽい
- □ 胸やけがしたり、酸っぱいものが込み上げる
- □ 口内炎がある
- □ 皮膚に湿疹《しっしん》やかゆみがある
- □ 鼻血が出やすい

合計□個

カパ系（＝記憶保持系）の乱れに結びつくアーマ

（＊複数回答可）

- □ 舌ごけが白っぽい
- □ 口のなかがネバネバする
- □ 鼻が詰まる
- □ 耳、目、肛門《こうもん》から粘膜が出る
- □ 食べものへの興味が湧かず、食欲もない
- □ 食べても味がしない
- □ げっぷがまったく出ない

合計□個

診断結果　合計数がいちばん多い記憶エネルギーに乱れがあります。

チェック02

「体内のアーマ量はどのくらい?」

第1段階

- □ 体力の衰えを感じる
- □ からだがだるくて重く感じる
- □ 日中、眠気がとれない
- □ 消化不良を起こすことがある
- □ 食欲が出ない
- □ 精神的にも肉体的にも疲労感がある

合計□個

第2段階

- □ 痛みや腫《は》れ、かゆみがあり、時間によって症状の出る場所が移動する

合計□個

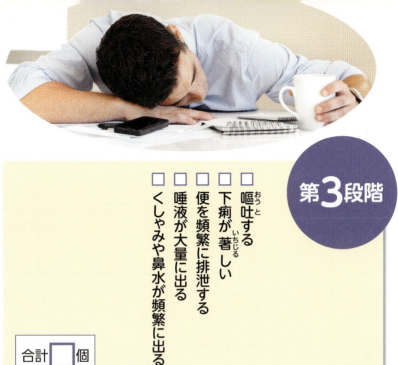

第3段階

□ 嘔吐《おうと》する
□ 下痢が著《いちじる》しい
□ 便を頻繁に排泄する
□ 唾液が大量に出る
□ くしゃみや鼻水が頻繁に出る

合計□個

診断結果

☆第1段階の症状が1個以上
→体内にアーマが溜まりはじめた段階です。まだ症状としては軽く、隠されている状態です。

☆第1段階の症状が1個以上 ＋ 第2段階の症状
→体内のアーマの量が多くなっています。溜まったアーマが移動しはじめる段階です。

☆第1段階の症状1個以上 ＋ 第2段階の症状 ＋ 第3段階の症状の1個以上
→体内のアーマの量がかなり増えています。からだが自然に毒素の浄化をしている段階です。

もの忘れには“正常”と“異常”がある！

もの忘れは原則、誰にでもあるものだとお話ししましたが、もの忘れにも「正常」と「異常」があります。この程度のもの忘れだったら自然だけれど、ここまでくると異常だよというボーターラインがあるわけです。

人は本来、自分に必要でない情報は忘れていくものです。必要もないのにずっと憶えていて気持ちを不安定にさせたり、肝心なことに集中できないのであれば、問題があります。

一般的に「もの忘れ」だと思われている症状の多くは、「ものごとの結末を憶えていない」という類《たぐい》のもの。この「終わりを憶えていない」もの忘れは、たいてい問題ありません。

ものごとの最後を忘れてしまうというのは、じつは体質に関係しています。人には、それぞれ生まれもった体質があります。これは大きく2つに分類されます。

ヴァータ（＝風から連想される質）、ピッタ（＝火から連想される質）、カパ（＝水から連想される質）のうち、もともとヴァータというエネルギーが体質的に強い人がいます。この体質の人を、ここでは「だいたい派」と呼びます。

そして反対に、ヴァータ（＝風の質）よりもピッタ（＝火の質）というエネルギーのほうが強い人のことを「きちんと派」と分類します。

この「だいたい派」の人は、一般的にものごとのラストをきちんと憶えていません。最後のほうになると、もう別のことを考えているからです。何かをはじめることが大好きで、終わらせることにはあまり関心がありませんから、終わらせないまま次をはじめるばあいもあるでしょう。

反対に「きちんと派」の人は、ものごとの終わりは忘れません。しっかり終わらせたという感覚を得てはじめて次に進める体質なので、「終わり」がとても大切なのです。

第1章

もの忘れを治す食、悪化させる食

09

“生き生きしている素材”をつかうのが鉄則①

とにかく新鮮な野菜がよい！

神経活動をになうエネルギー（＝プラーナ／19ページ参照）がふだんに含まれている食材といえば、何といっても野菜。

できるだけ新鮮で採れたてのものがよいでしょう。

プラーナは神経系のエネルギーであると同時に、呼吸のエネルギーでもあります。

わたしたちは呼吸せずには生きられませんね。プラーナというのは、その呼吸をもたらしている力ですから、生命力そのものともいえます。

新鮮な野菜は、このプラーナが得られるとても重要な食べものです。厳密には、収穫してから三時間以内のものが理想です。

現代人の多くが、ふだんから神経を酷使し、ストレスや緊張にまみれていますから、ほぼ慢性的に神経は疲れて弱っています。

できるだけ新鮮な野菜を食べて神経系のエネルギーに活力を与えることが、もの忘れの改善にもつながるのです。

とにかく新鮮な野菜を食べる!

神経活動をになうエネルギー

＝

プラーナ

このプラーナを得られる
とても重要な食べものが

新鮮な野菜

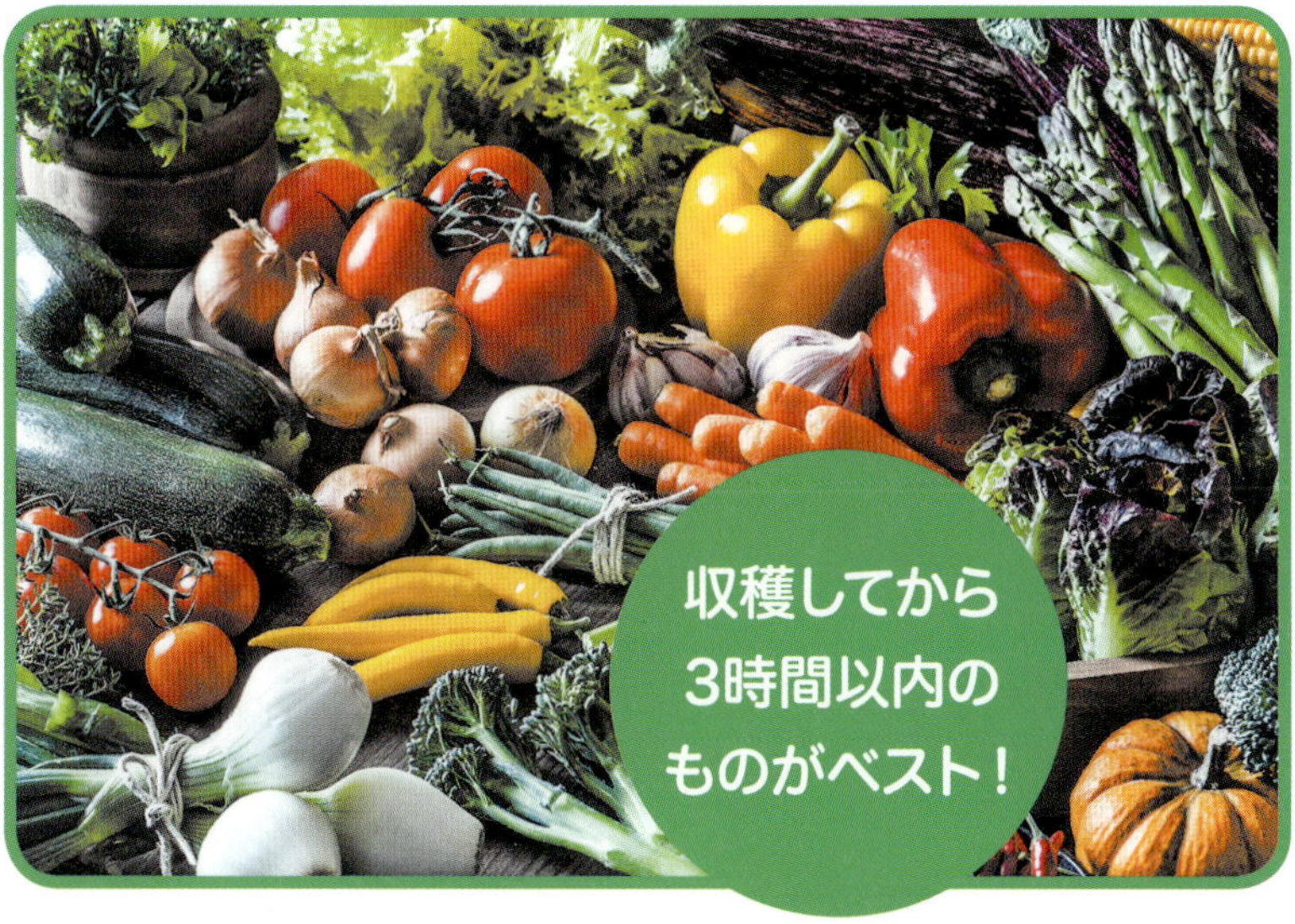

収穫してから
3時間以内の
ものがベスト!

10

プラーナが豊富な、よい野菜の選び方

〝生き生きしている素材〟をつかうのが鉄則②

時間が経《た》った野菜はしなびてしまいますね。見た目にも潤《うるお》いがないですし、ハリもありません。あのしぼんでしまって生き生きとしていない感じというのが、じつはプラーナが減っている証拠です。

採《と》れたての野菜はみずみずしく、生命を感じられます。この「生きている」という印象そのものが、プラーナなのです。

プラーナは、人の寿命を決めるエネルギーのひとつでもあります。人間の一生のプラーナ量はもともと決まっていて、「プラーナ量＝寿命」です。

つまり歳を重ねれば、プラーナは必然的に減っていくということになります。けれども新鮮な野菜を食べることで、減ってしまったプラーナを増やし、維持していくことができるのです。

ただし、**遺伝子操作されたものや農薬がつかわれた野菜にプラーナは含まれていません。**

いちばんよいのは、自然農法でつくられた野菜です。有機農法による野菜もわるくはないですが、できるだけ自然のままの大地で育てられた野菜がよいでしょう。

見た目に潤い、ハリがあるものを選ぶ

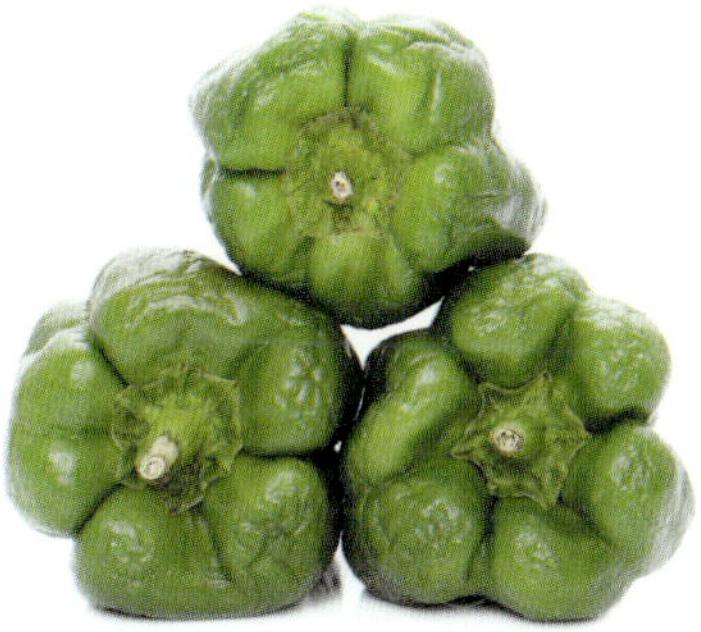

見た目に潤いがなく、
しなびた野菜

プラーナが減っている証拠

野菜を選ぶときは、

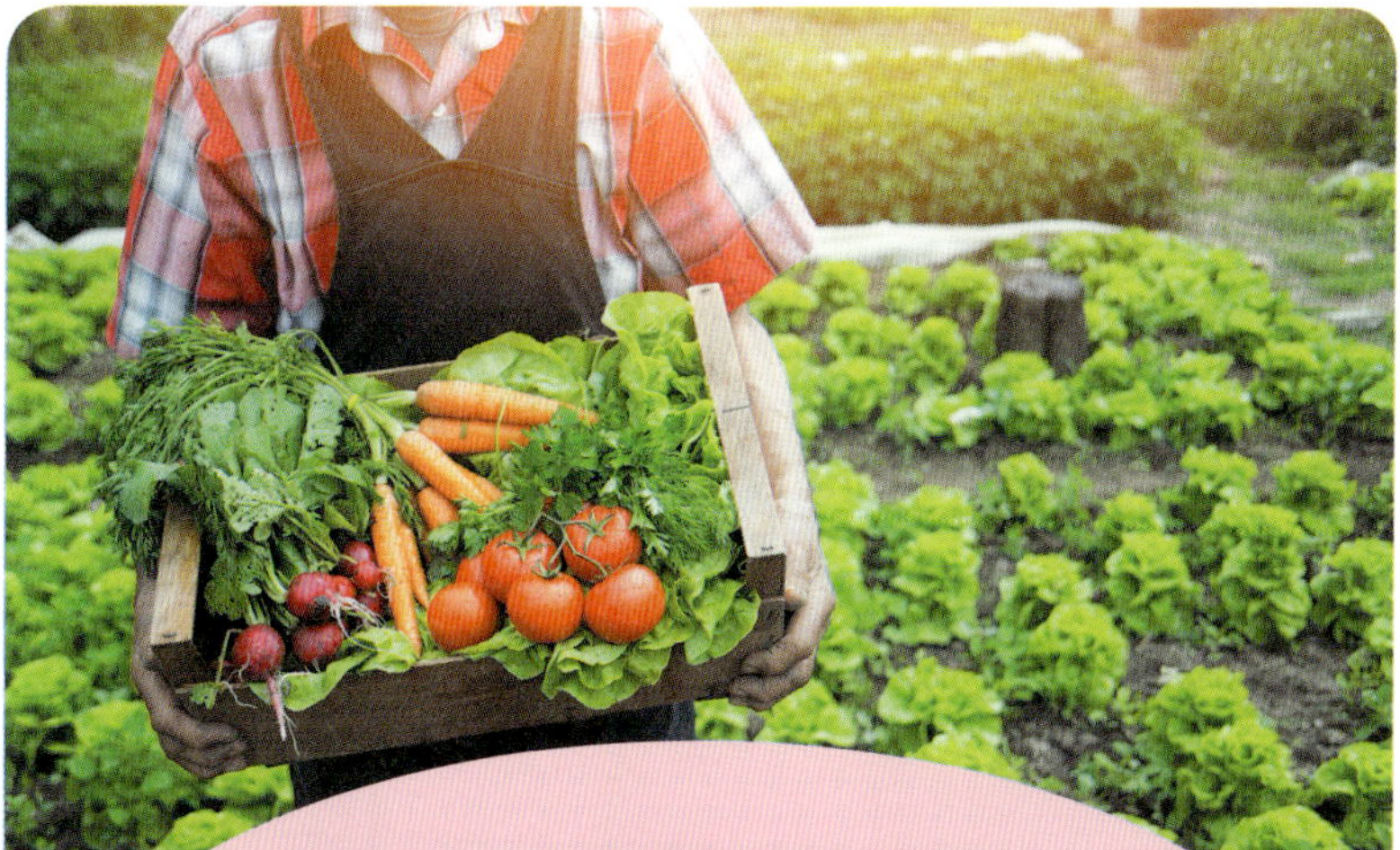

採れてから3時間以内の野菜が、
なかなか手に入らないばあい、

見た目に生き生きとした
ハリツヤのある野菜を選ぶこと

"生き生きしている素材"をつかうのが鉄則③

11 意外⁉ 生野菜がNGなワケ

意外かもしませんが、**新鮮な野菜は生ではなく、調理して食べることが大切です。**野菜のもつエネルギーを即からだにとりいれるには、じつは調理したほうがよいのです。

食べたものは何でも、消化され栄養素として体内にとりいれられてはじめて効果を発揮します。生の野菜は、冷たくて消化しにくいので、からだによけいな負担がかかるのです。

記憶力を高める効果を期待するなら、プラーナが含まれた元気な野菜を、消化しやすい方法で調理して食べるのがよいでしょう。

プラーナをとりいれる調理法として最適なのは、蒸《む》すこと。野菜の生命力をまるごと摂取でき、消化にもやさしい方法です。ただし、ニンジンやゴボウ、レンコンなど、根もののかたい野菜には向きません。葉物やカブ、ダイコン、カボチャやズッキーニなどの野菜に向いています。

根もののかたい野菜は、スープにしてよく煮込んだり、煮物にするなどして、かならずやわらかくして食べるようにしてください。

炒めて食べるのもOK!

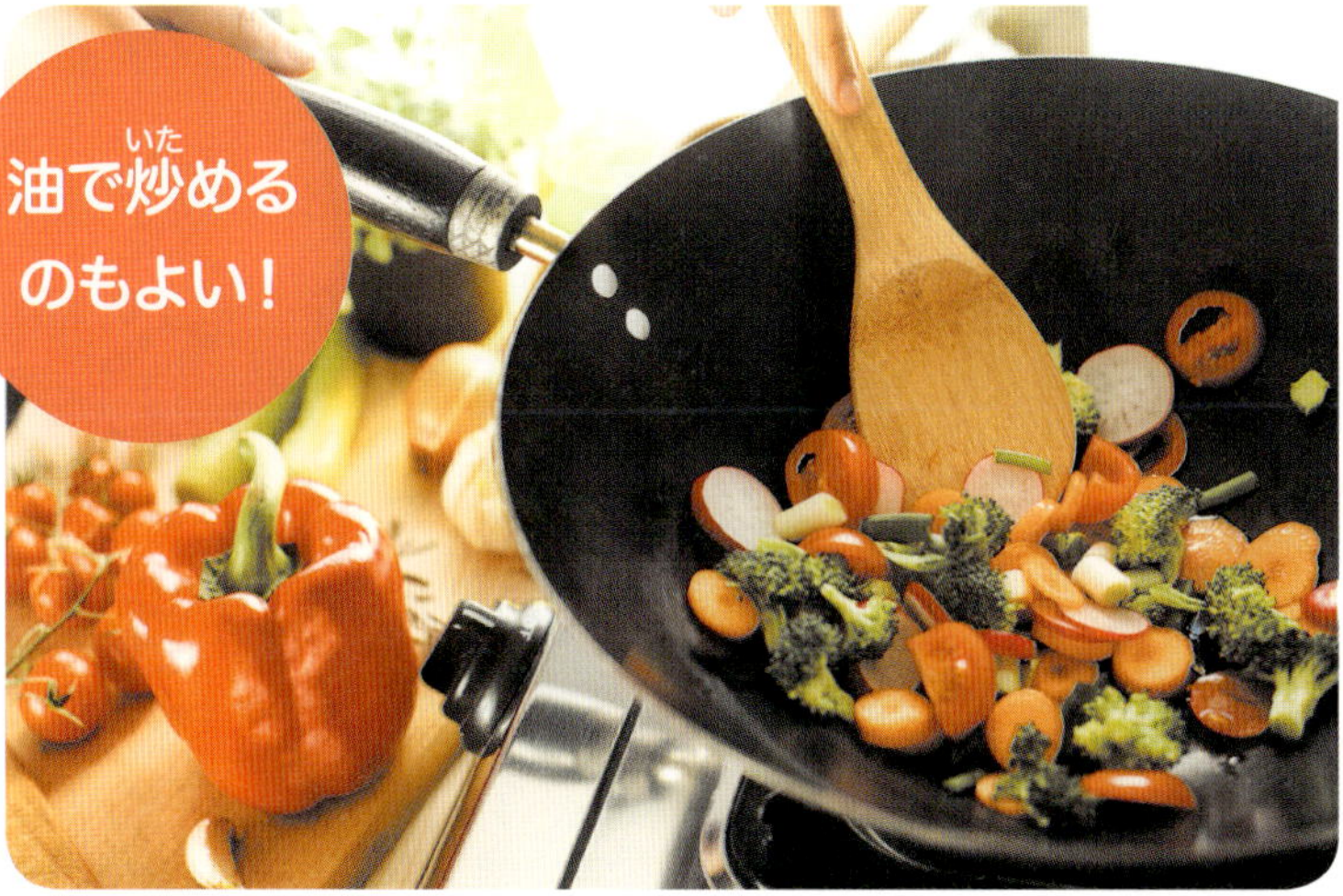

ポイント

かたい野菜は、薄くスライスしたり、細かく切ること

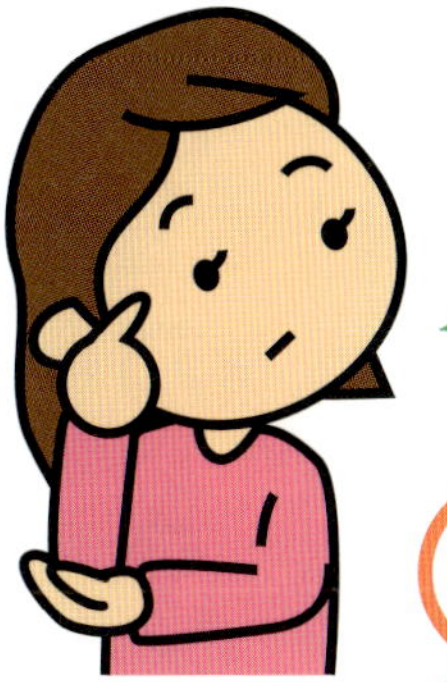

Q 油をつかった調理は消化の負担になるのでは?

A 適度に油を使ったほうがじつは消化にもよい!

12

ネバネバ野菜は要注意！①

食べすぎると、「詰まり」のもと

日本人は、ネバネバヌルヌルした野菜が大好きですね。サトイモやヤマイモ、レンコン、オクラ、モロヘイヤなど、ネバネバした野菜がふだんの食卓によく上がるという方も多いでしょう。しかし、ネバネバ野菜にはちょっと注意が必要です。

まず、消化がわるいというのが理由のひとつですが、**ネバネバ野菜は食べすぎるとカパ（＝重い質）が乱れるので、こころとからだが重くなり、頭の働きが鈍くなるのです。**記憶にまつわるエネルギーでいえば、記憶を保持するカパ系が乱れます。その結果、「思い出せない」という類のもの忘れが起こるのです。

誤解しないでいただきたいのは、カパそのものがダメというわけではないということ。適量食べるぶんには脳の滋養《じょう》になって脳を強くするもとになります。脳脊髄液《のうせきずい》の潤いそのものですから、人間にとって必要なものです。

問題は、ネバネバ食品はたいがい食べすぎてしまうということ。よく噛《か》まずに飲みこむことも多いですね。過剰に摂取すると、重いためにすぐアーマ（＝未消化物）になり、からだのあちこちが目詰まりを起こすのです。こころも重くなり、鬱っぽくなることもあるでしょう。

ネバネバは詰まりのもと

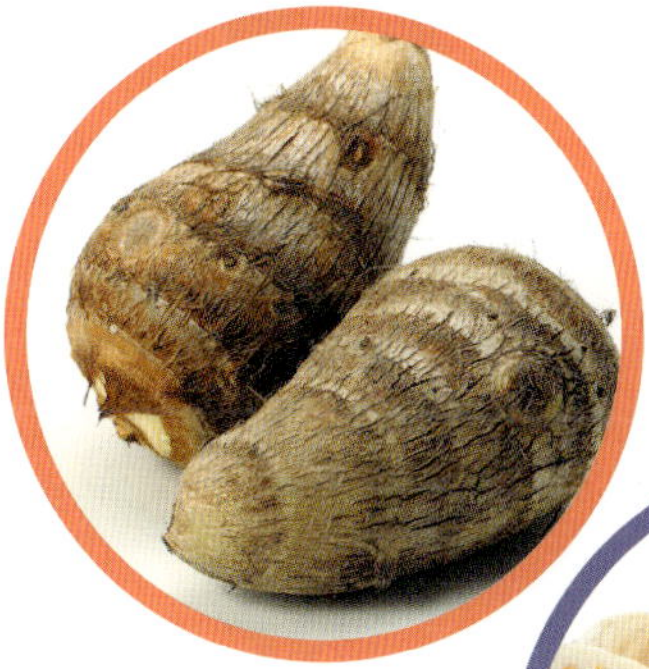

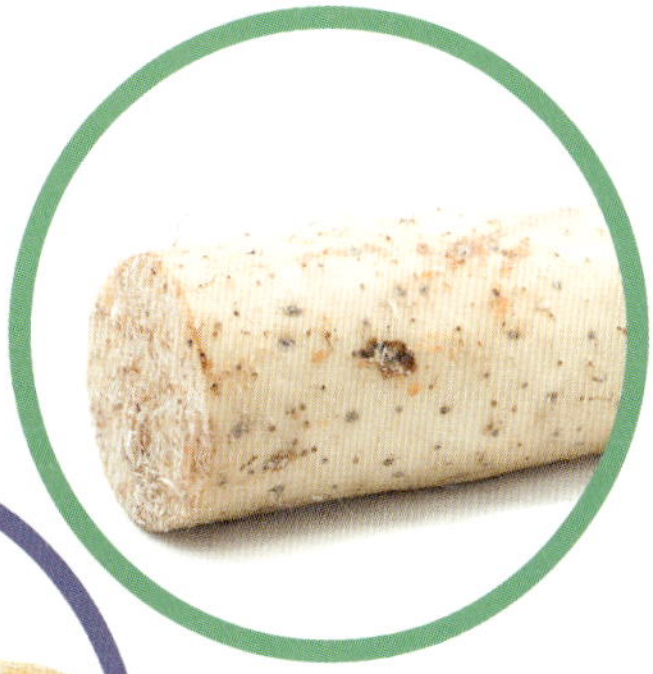

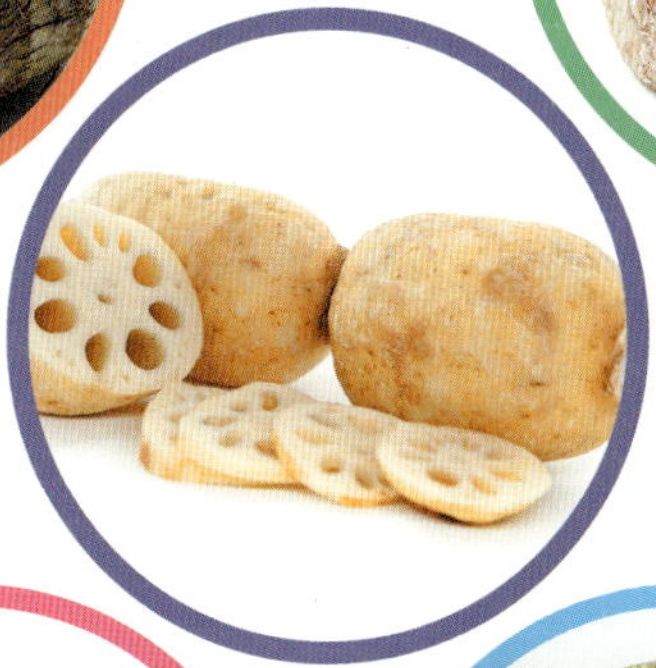

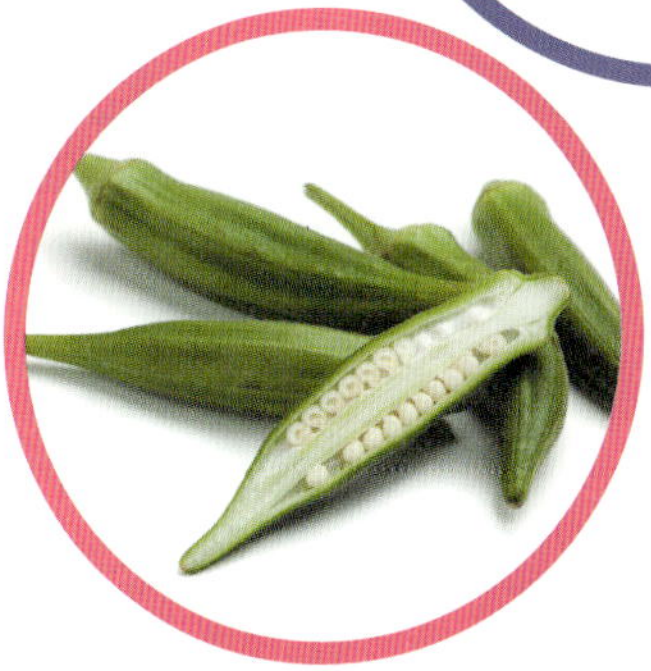

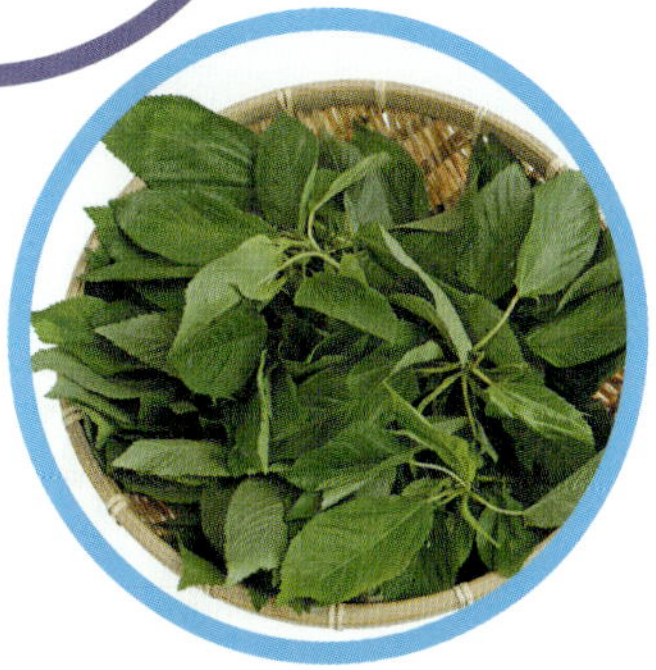

**ネバネバ野菜を、食べすぎると
カパが乱れ、こころとからだが重くなる**

※適量を食べるぶんには、脳の滋養になるが、
噛まずに飲みこめるので、ついつい食べすぎてしまう

13 ネバネバ野菜は要注意！② タマネギ、長ネギには気をつけよう

タマネギや長ネギも、このネバネバ食品に含まれます。**ネギのあのヌルヌルがカパの質です。**

ネギはピッタ（＝火の質）も強いので、厳密にはほかのネバネバ食品と違うのですが、ここでは同じくくりとしてお話しします。

タマネギをアメ色になるまでよく炒めて料理するというレシピも多いですが、あのしっとりねっとりした感じが、じつはカパの質をあらわしています。とても重いので、消化の負担になりやすいのです。

日本の家庭ではよく、炒めたタマネギをベースにカレーをつくりますが、じつはアーユルヴェーダではやりません。

もし炒めた野菜をベースにするなら、タマネギではなくセロリをつかいます。

タマネギのようにしっとりアメ色にはならないので、もの足りないと思う方もいるでしょうが、ギーという油（つくり方については巻頭付録を参考にしてください）とスパイスをつかえば十分にコクが出て、深みのある味わいを楽しめます。

ネギのヌルヌルにも要注意

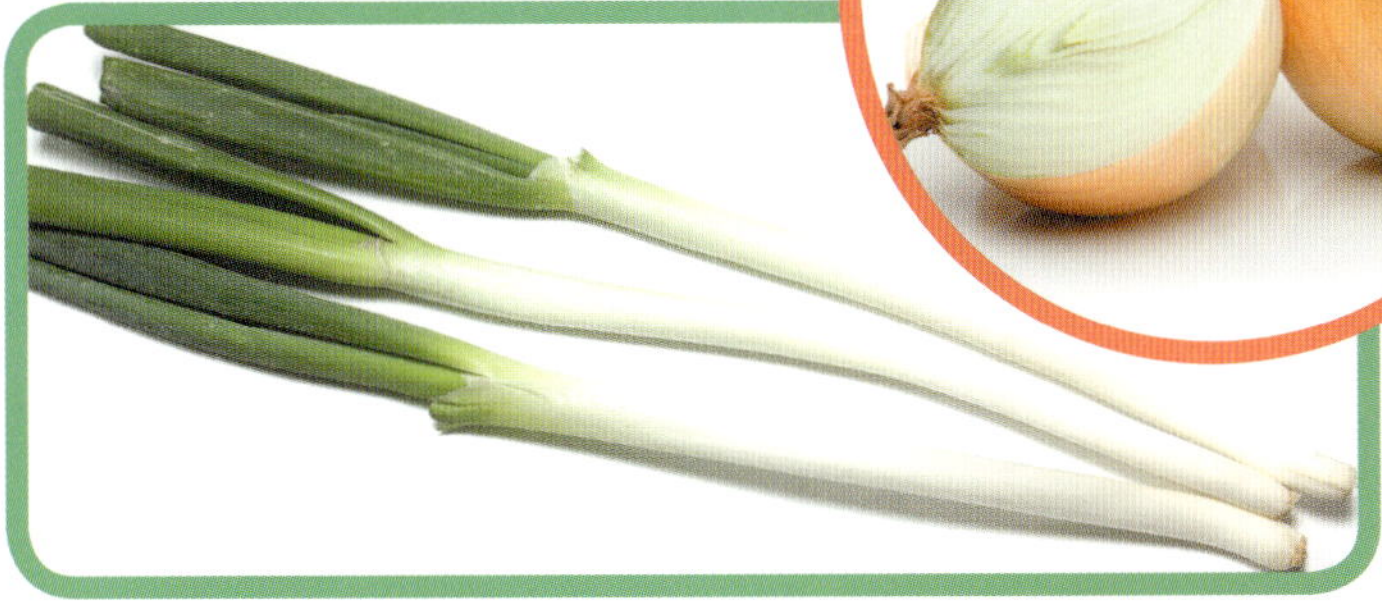

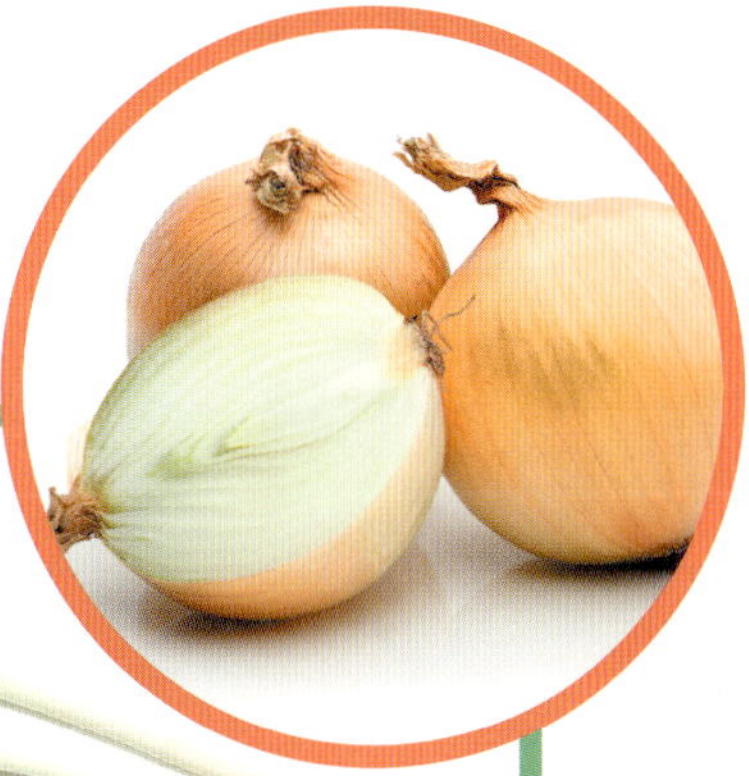

ネギの
ヌルヌル ＝ **カパの質**

タマネギをよく炒めた、
しっとりねっとりした状態はとても重いので、
消化の負担になりやすい！

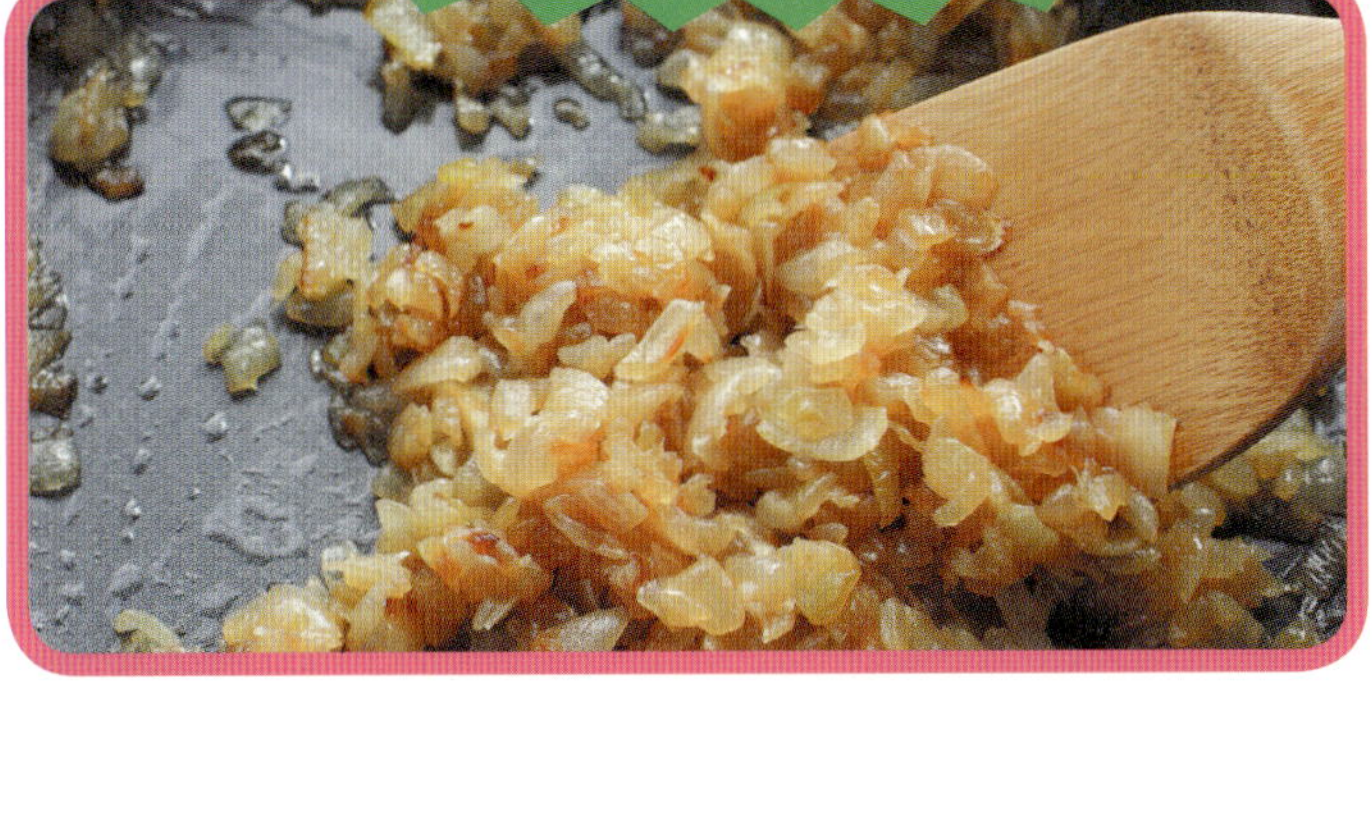

ネバネバ野菜は要注意！③

14 ネバネバ食材のおすすめの食べ方

ネバネバ食材はできるだけ一日一品にして、昼食で食べましょう。

わたしたちのからだは、**一一時から一四時という昼の時間帯に消化力がもっとも高まります。**この時間帯であれば、重い食材を食べても消化することができるのです。

あらためてふだんの食生活を振り返ってみると、日本人の食事にはネバネバ食材をはじめとするカパ（＝重い質）を多く含む食品が多いことに気づくと思います。

昼食に焼き魚と根菜の煮物を食べ、夕食で豚のショウガ焼きと納豆を食べるというのが、わりと日常の食生活だという方も多いのではないでしょうか。ちなみに、これらはすべてカパ食品です。

このネバネバをはじめとするカパ食品を、昼食の一品だけにします。すると**消化の負担もぐんと減りますから、神経系統もすっきりして働きがよくなり、頭が冴《さ》えわたるような感覚があるはずです。**

そしてうれしいことに、理想の体形も得られると思います。食べたものがきちんと消化されなければ、せっかくの栄養も記憶力を高めるエネルギーになりません。ネバネバなどの重い食材は昼一品。心がけてみてください。

ネバネバ食材の食べ方

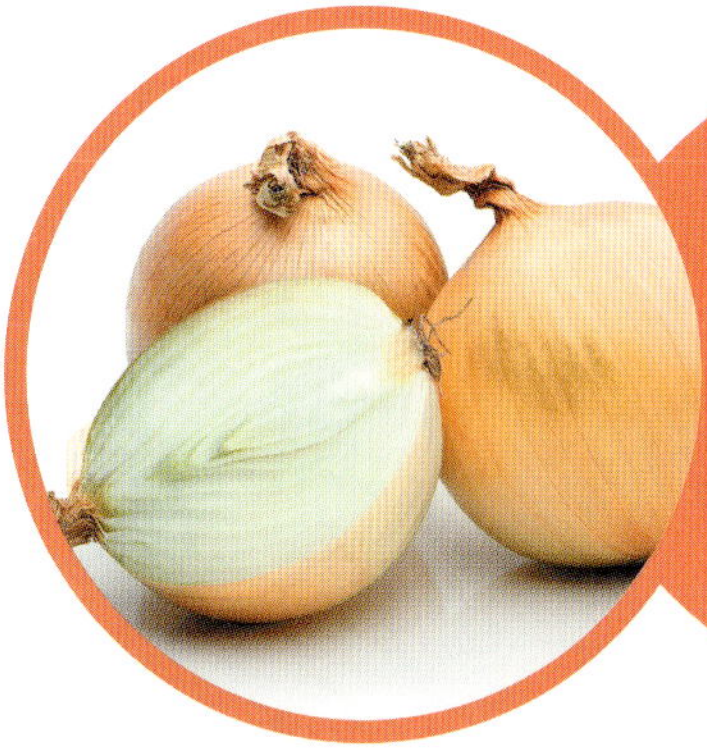

ネバネバを
はじめとする
カパ食品は
昼食の1品だけに

なぜなら

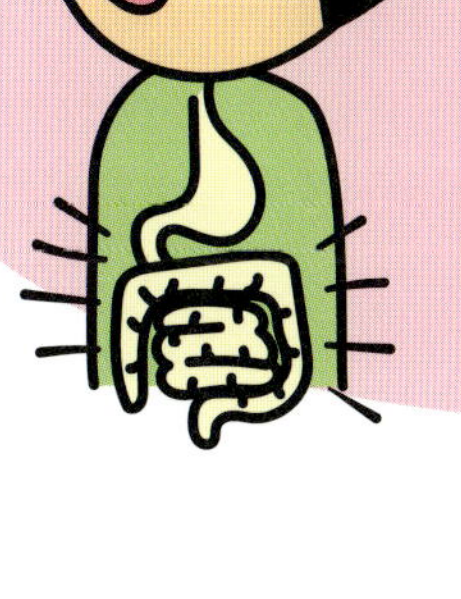

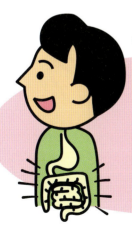

人間のからだは

**11～14時に
消化力が
もっとも高まる!**

残りものは脳を劣化させる

15 油をつかった料理を翌日食べるのは絶対ダメ

脳を元気にする神経エネルギー（＝プラーナ）が含まれているかを見分けるには、〝食べて元気が出る〟というのもポイントです。プラーナが少ないものは、食べても満足感が得られないのが特徴です。もちろん、記憶力が高まることもありません。

そういう意味で、**食べてはいけないのが「残りもの」です。**せっかく新鮮な野菜をつかって調理したものであっても、時間が経ってしまうとプラーナはなくなってしまいます。**とくに油をつかって調理したものは、次の日に食べてはいけません。**油はすぐに酸化するからです。

酸化したものは消化に非常にわるいのでアーマ（＝未消化物）になりやすく、体内で毒素になってしまいます。

日本人に多いといわれている、アルツハイマー型認知症、レビー小体型認知症、そして脳血管性認知症、これらはすべて、アーマが溜まった結果生じるものです。

ただ、**油をつかっていない料理は、翌日に油をつかって調理して食べても、健康を害することはありません。**新鮮ではないのでプラーナはありませんが、私たちのからだの免疫力を保ち、健康を維持するための力である「オージャス」（＝生命エネルギー）は含まれているからです。

残りものを食べてはダメ

プラーナが含まれているかを見分けるポイント!

"食べて元気が出る" こと

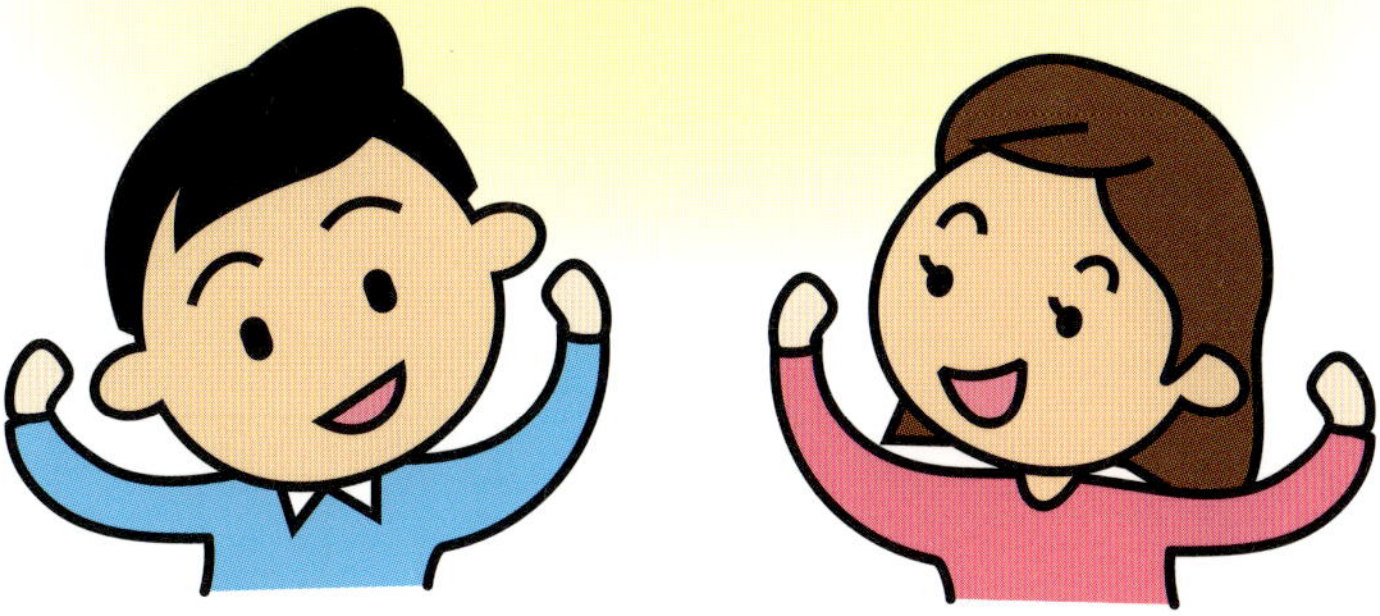

要注意

油をつかって調理したものを次の日に食べるのはNG!

➡ 油はすぐに酸化するので
アーマになりやすく、
体内で毒素になる

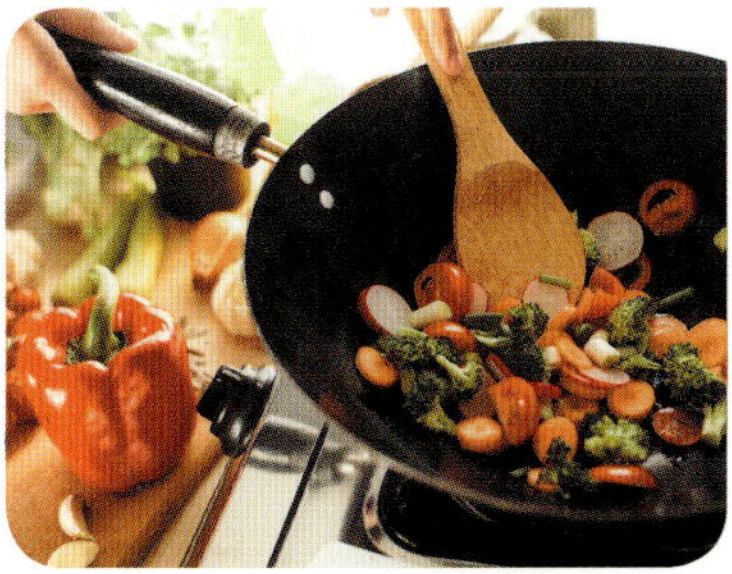

16

手抜き料理は記憶力低下のもと!?

やっぱり手間ひまかけた料理が健康に効く

わたしたちが食事から得ているのは、栄養素だけではありません。生きるために必要な活力そのものを得ています。アーユルヴェーダでは、それをプラーナ（＝神経エネルギー）やオージャス（＝生命エネルギー）と呼ぶわけですが、どちらも耳慣れない言葉ですので、簡単に説明しておきましょう。

プラーナは、おもに神経や呼吸をつかさどるエネルギーで、精神活動そのものです。**オージャスというのは、生命力や免疫力のことで、わたしたちのからだを守るエネルギーであり、肉体を維持している基本エネルギーのことです。**いずれも、誰もがもっています。

オージャスは、からだ全体の活力素ですから全身に分布していて、プラーナは頭や肺などに分布しているとイメージするとわかりやすいかもしれません。

中医学でいえば、プラーナは「気」、オージャスは「活力」ということになるでしょう。

新鮮な食材には、このプラーナとオージャスが両方含まれています。逆に、**加工食品や遺伝子操作された食品、冷凍食品などには、双方ともありません。**

生きるために必要な活力

プラーナ（=神経エネルギー）

おもに神経や呼吸をつかさどるエネルギーで精神活動そのもの

オージャス（=生命エネルギー）

からだを守るエネルギーであり、肉体を維持している基本のエネルギー

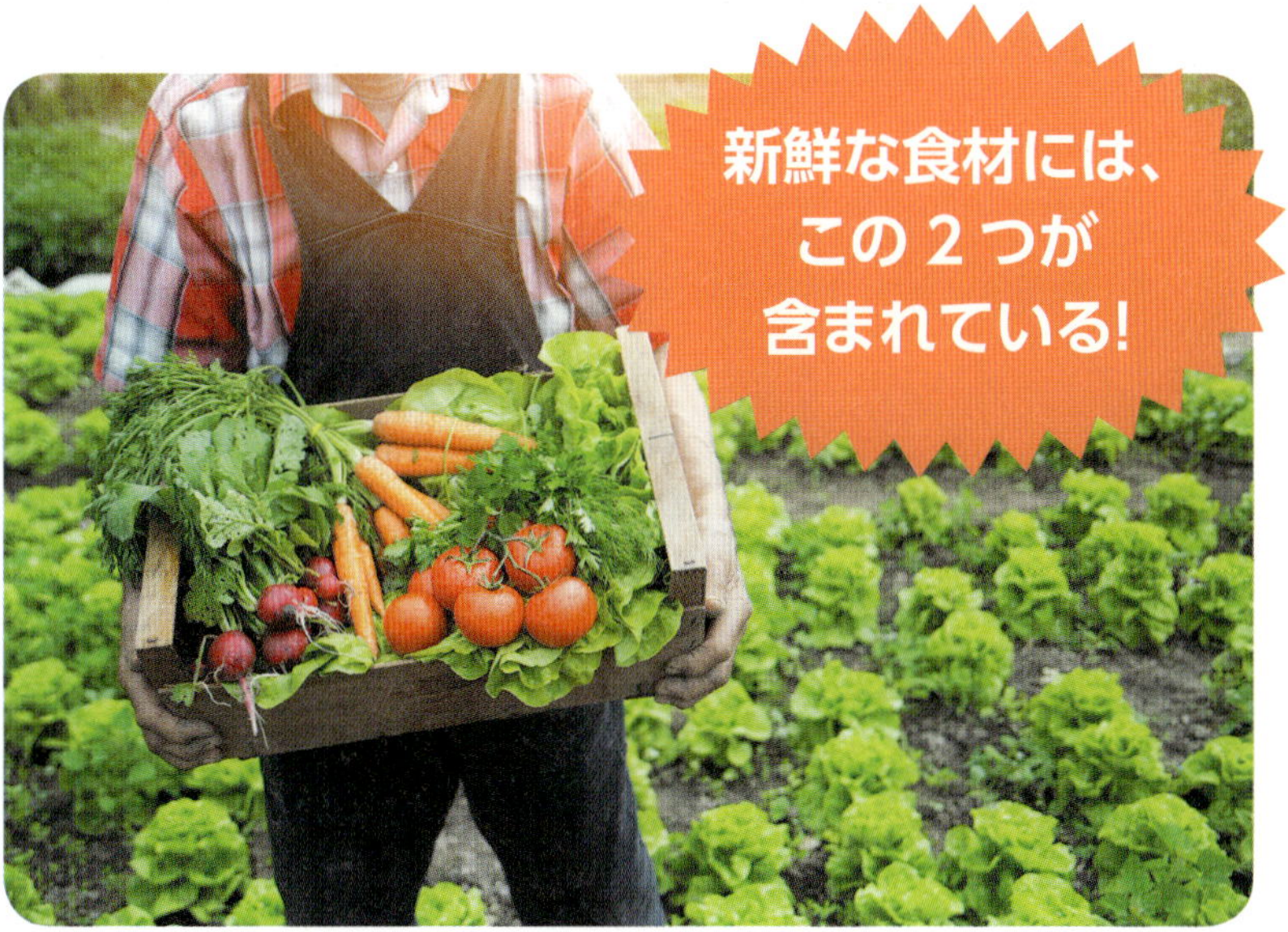

また、電子レンジをつかった調理は、プラーナもオージャスも破壊します。シリコンやセラミック素材の調理器具が人気ですが、食材がもっているエネルギーが台無しになってしまうので、こちらもおすすめできません。

生命を育《はぐく》むためには、手間ひまをかけてあげる必要があります。**「手を抜く＝エネルギーもない」といっても大げさではありません。**大切なのは、手を加えること。手抜きをすればオージャスもプラーナもなくなってしまうのです。

生命は〝補っていくもの〟

生命というのは、基本的に「一分一秒失われていくもの」ですから、補わなければなりません。そして補うべきは、プラーナでありオージャスです。そのもっとも大切な手段が、食事なのです。

一日一食でいいので、手間ひまかけた新鮮な食事をするように心がけてください。といっても、むずかしい調理をする必要はありません。新鮮な食材をつかったものであれば、シンプルな料理でよいのです。

加工食品などは日もちもしますし手軽かもしれません。でも、生命活動に必要なエネルギーはゼロだと思ってください。おなかは膨《ふく》らみますが、逆にからだの負担になるので食べないほうがましなほどです。それだったら、ご飯を炊《た》いて、野菜たっぷりのおみそ汁をつくって食べたほうが数段よいでしょう。

食事でプラーナとオージャスをしっかり得ることが、心身の健康と充実した人生の実現にもつながるのです。

1日1食は手間ひまかけた新鮮な食事を

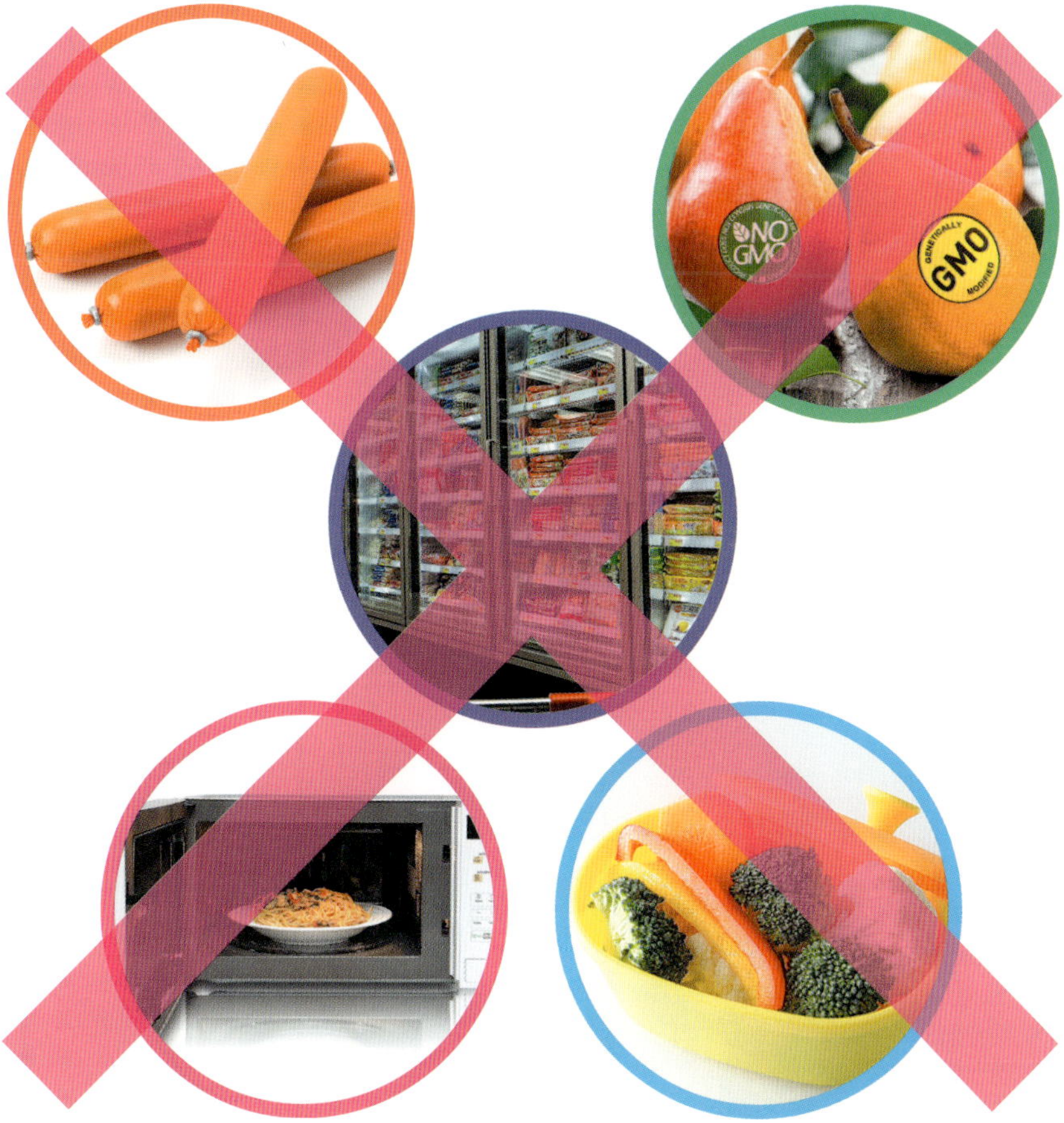

手抜きをすると、オージャスもプラーナもなくなってしまう

17 木で完熟したものがベスト！

完熟の果物は脳にも効く①

新鮮な野菜と同じように、神経系統のエネルギー（＝プラーナ）がたっぷり含まれる食材がもうひとつあります。**果物です。**

野菜は採れたてがいいとお話ししましたが、**果物のばあいは、木で完熟したものがもっとも理想的です。**

スーパーなどで売っているものは、ほとんどが熟す前に収穫されています。熟さずにもがれてしまった果物は、生命として完成していませんから、そこに本来のプラーナはありません。

消化という観点からすれば、追熟《ついじゅく》したものでも胃腸の負担にならないので問題ありませんが、**神経系統という観点では、木で完熟したもののほうが圧倒的によく、プラーナが多く含まれています。**

ちなみに、遺伝子操作や農薬が使用された果物は、生命そのものが破壊されているのでプラーナもほとんどありません。

そうした果物をいくら食べても、記憶力がアップすることはないのです。

果物にもプラーナがたっぷり

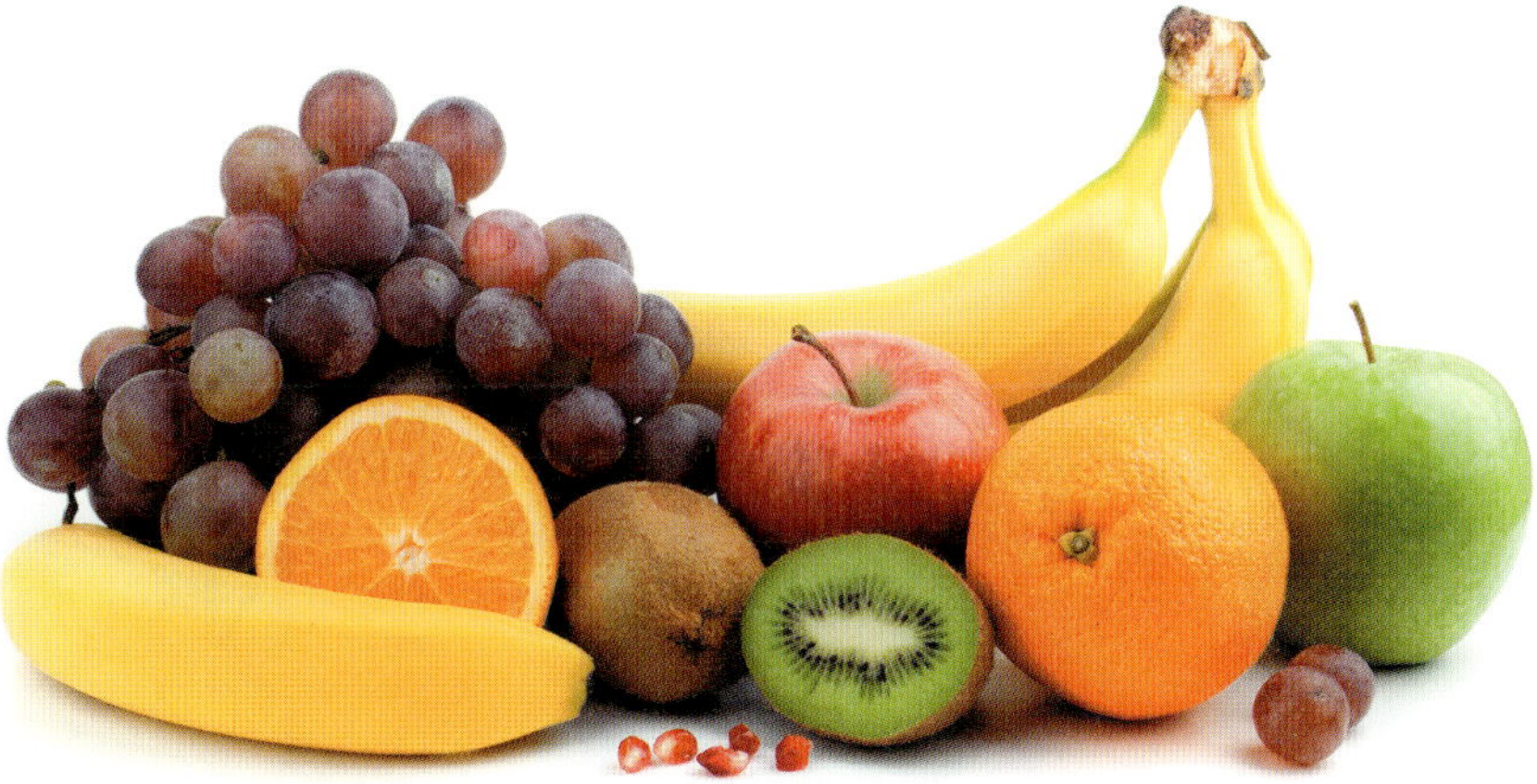

野菜と同じく、果物も脳に効く！

とくに

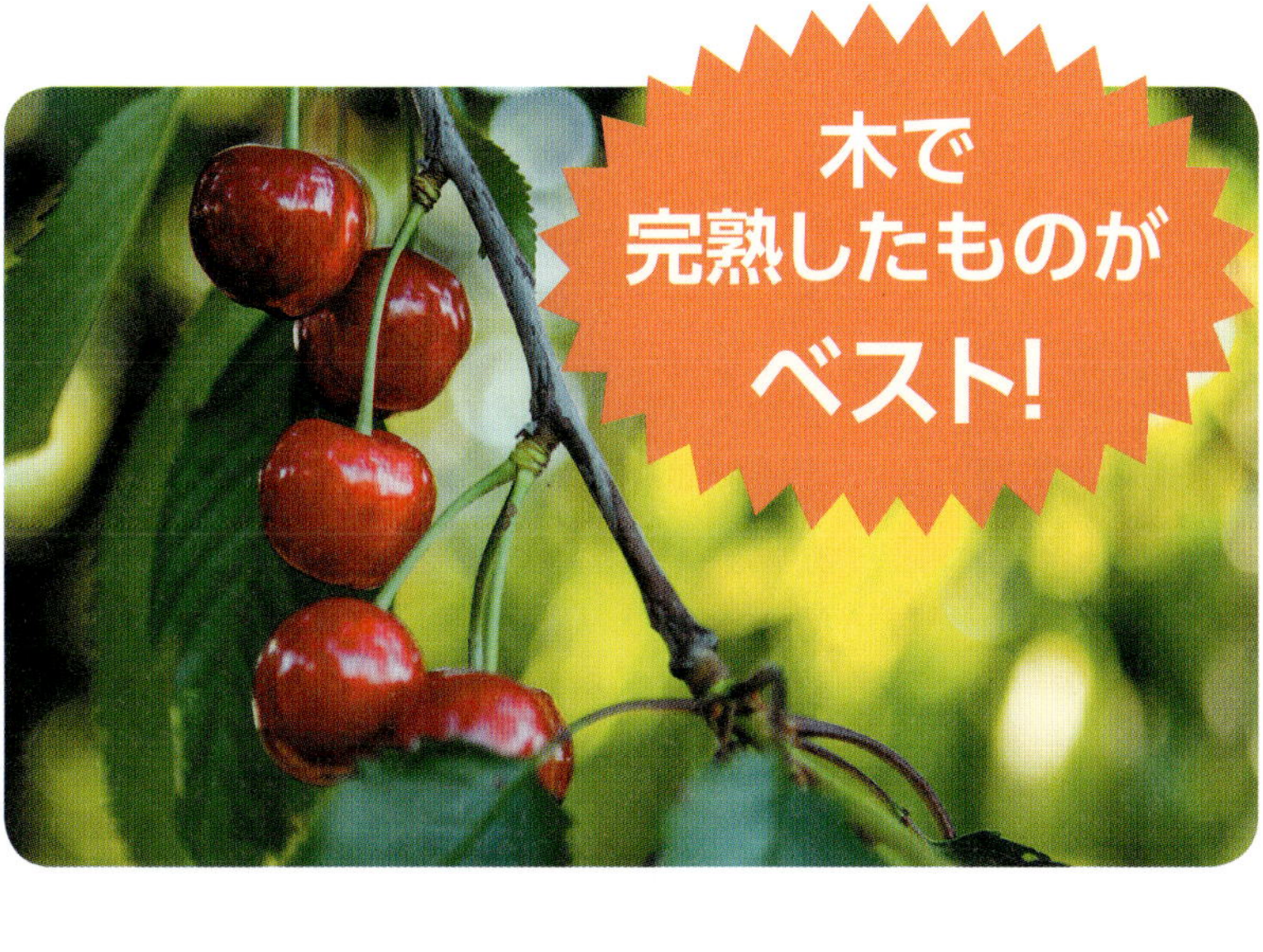

18

完熟の果物は脳にも効く②

果物のNGな食べ方とタイミング

完熟した果物はとても消化によいので、すぐにからだにとりこまれてオージャス（＝生命エネルギー）になります。三〇分ほどで消化されますから、小腹が空《す》いたときに食べるのにはもってこいです。

ただし、**生の果物を食後に食べてはいけません。**果物はほかの食材と消化のスピードが違うので、いっしょに食べてしまうと胃腸が消化不良を起こし、逆にアーマ（＝未消化物）になりやすいのです。果物は、かならず熟したものを単独で、空腹時に食べるようにしてくださ い。時間帯は夕方がいちばん効果的です。

バナナ、モモ、プラム、メロンなどには重い質が多いので、よく熟したものを食べないと心身ともに重くなります。アーマになりやすく、脳神経の詰まりの原因にもなりますから気をつけてください。もちろん正しく食べれば非常によい脳の滋養になりますから、かならず空腹時に単独で食べるようにしましょう。

また、**とくにもの忘れを予防する果物としておすすめしたいのがブドウです。**ただ皮は消化しにくいので、食べないほうがよいでしょう。濃縮還元でない、ストレート果汁のブドウジュースでも同じ効果があります。

調理した果物は食後もOK!

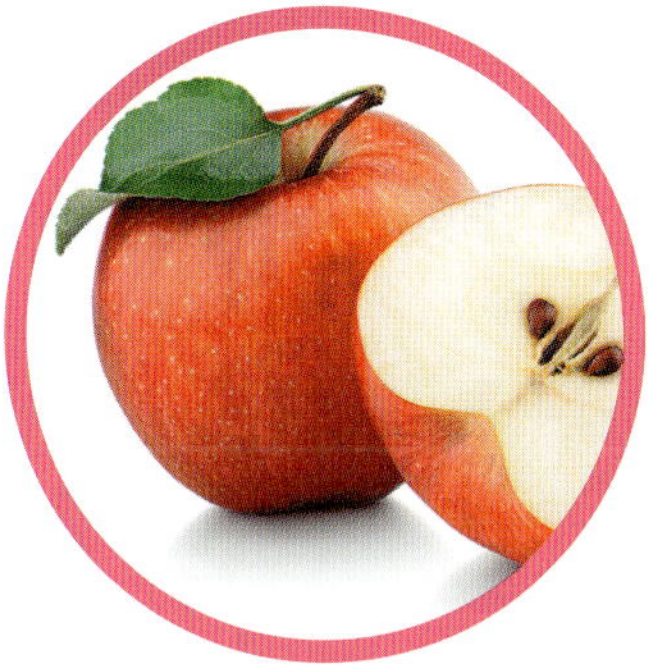

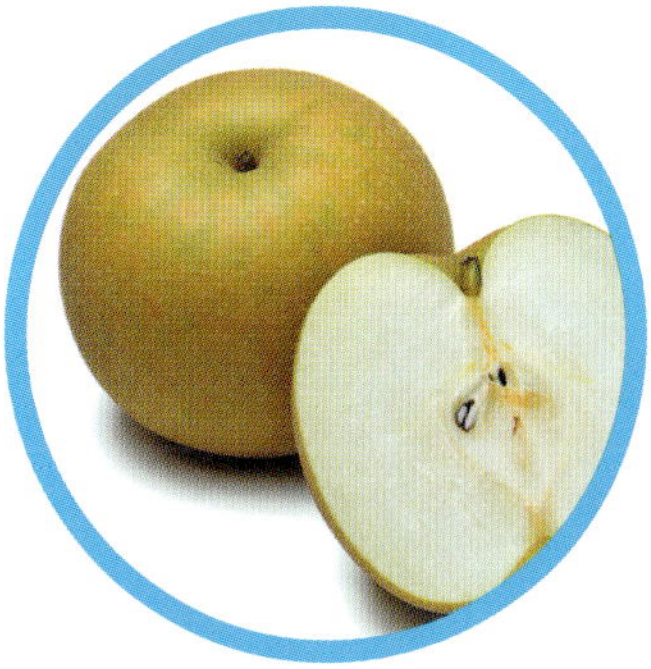

**リンゴやナシは、
あまり消化がよくないが……**

↓

**皮をむいて、やわらかく煮て
コンポートにするとよい**

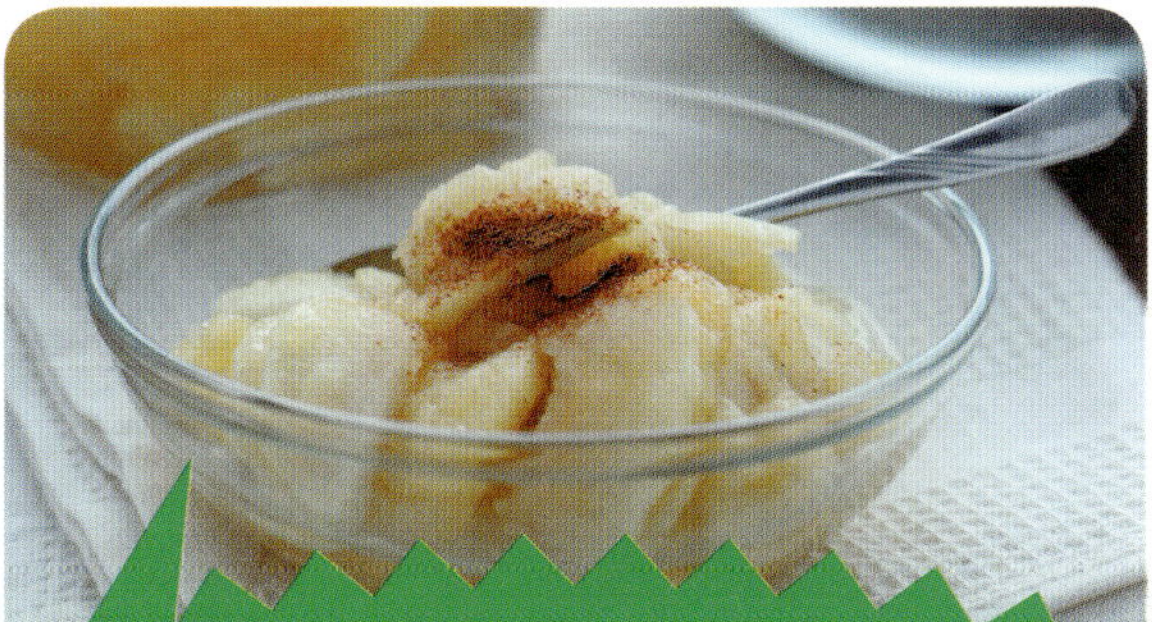

火をとおして調理した果物は、食事といっしょに食べても消化を乱さないので、食後のデザートとしても最適!

19

記憶力アップのお手軽ツール――ナッツ&ドライフルーツ

神経を弱らせる注意すべきナッツとは?

ナッツ類は、非常によい脳の滋養になります。とくに**アーモンドとピスタチオが脳にとてもよい効果を発揮します。**そのままではなく、少し煮てやわらかくして食べるのがおすすめです。

ただし、ナッツといってすぐにピーナッツが思い浮かぶという人は要注意。**ピーナッツは例外で、神経系統に悪影響を与えるナッツです。**興奮剤のような作用がありますから、一時的に神経が冴えたような感覚になることがあるかもしれませんが、最終的には神経を弱らせます。注意が散漫になったりイライラしやすくなるでしょう。

また、ナッツは全般的に重い質があるので、食べすぎないように気をつけてください。**一日に五~六粒が目安です。**

ドライフルーツも、ナッツ同様に脳のよい滋養になります。最近はさまざまな種類が出回るようになりましたが、選ぶときには、少しだけ注意が必要です。

できるだけオーガニックで、砂糖不使用のものを。そしてオイルコーティングされていないものがよいでしょう。

ナッツ類の食べ方

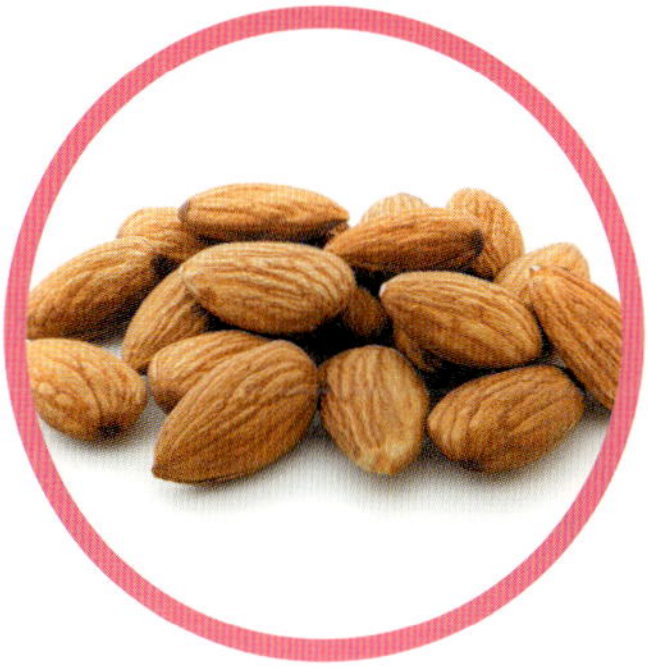

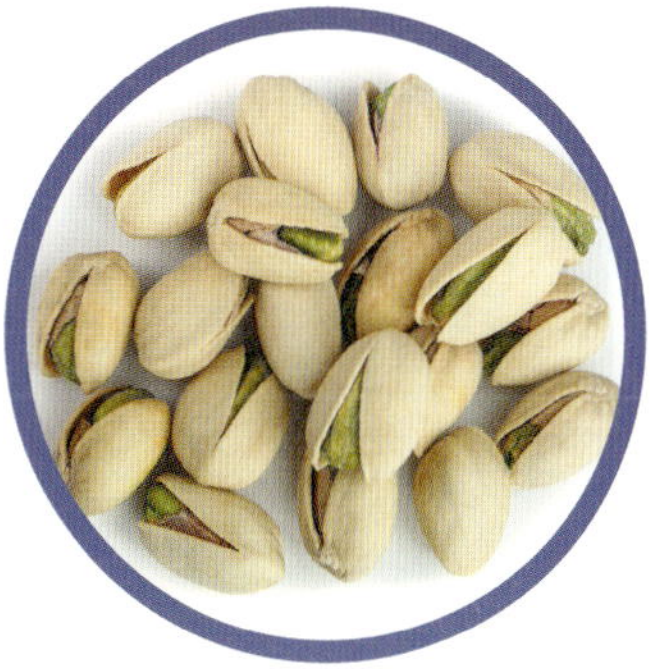

アーモンドとピスタチオは脳に効く！

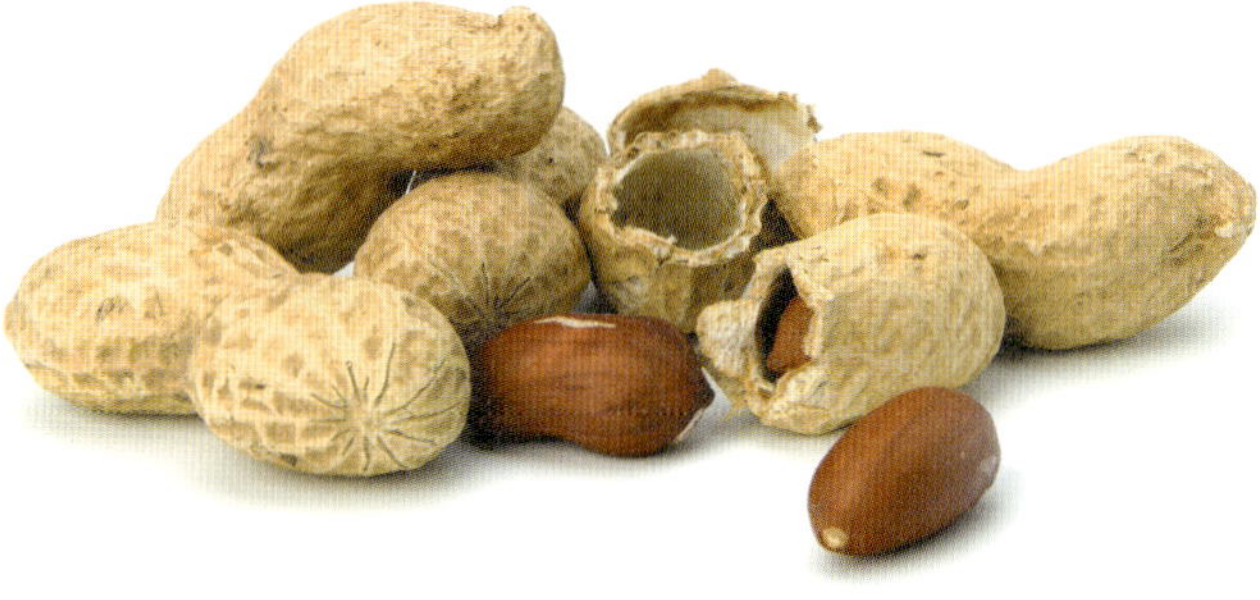

一方で、ピーナッツは、
神経系統に悪影響を与えるので注意

チェック！ ナッツは全体的に重い質があるので、
1日に5～6粒が目安

そのまま食べてもよいですが、お湯で少し煮てやわらかくすると消化の負担になりません。ナシやリンゴといっしょに煮て、コンポートにして食べるのもおすすめです。

ドライフルーツはほかの食材と同時に食べても問題ありませんから、料理につかったり、食後のデザートにしてもかまいません。

◉記憶力に効くのはデーツ！

ドライフルーツのなかでも、**神経系にもっとも効果的なのがデーツです。**

オージャス（＝生命エネルギー）も豊富なので、からだ全体の活力にもなります。オージャスは、心身のエネルギーバランスすべてを整えて強くする力の源《みなもと》ですから、オージャスが多い人は記憶にまつわる三つのエネルギーにも乱れがなく、記憶力がつねに安定しています。反対にオージャスが少ない人は、すぐにからだのバランスが乱れやすく、そのせいでこころもからだも不安定になりやすいのです。すると、記憶にも間違いが起こります。

デーツは脳の滋養になり、生命エネルギーも豊富な万能食品ですから、毎日一粒食べるとよいでしょう。脳そのものが元気になりますから、記憶力アップにもつながるはずです。

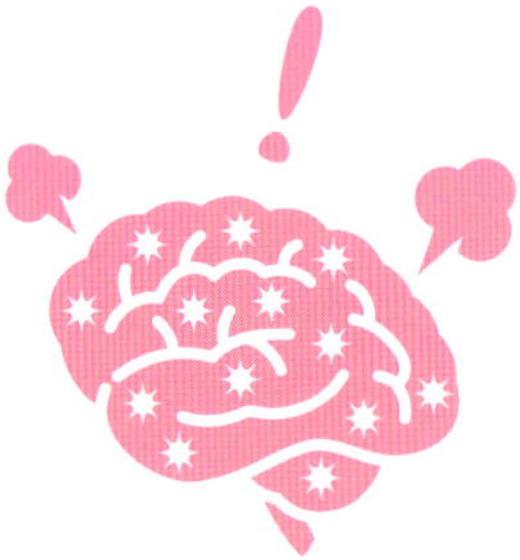

万能食品のデーツ

神経系にもっとも
効果的なドライフルーツ

"デーツ"

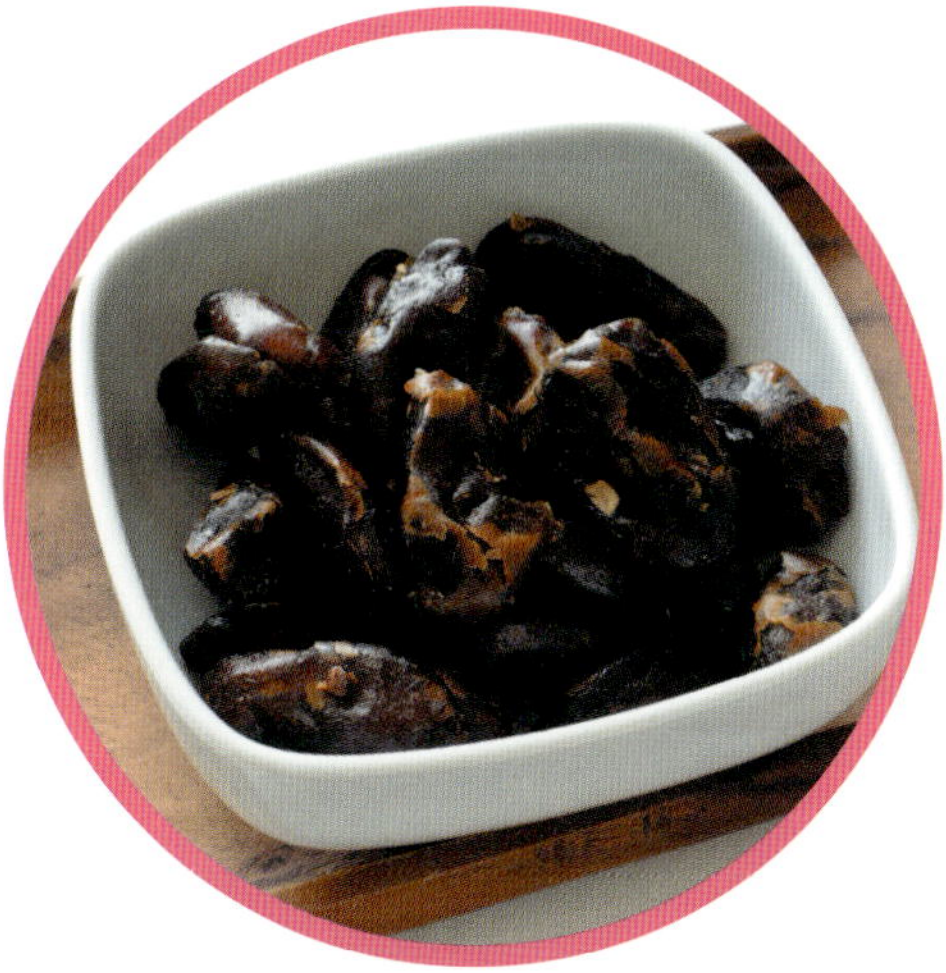

※他にドライイチジク、プルーン、
レーズンがおすすめ

オージャスも豊富なので、
からだ全体の活力にもなり、

記憶力が
安定する!

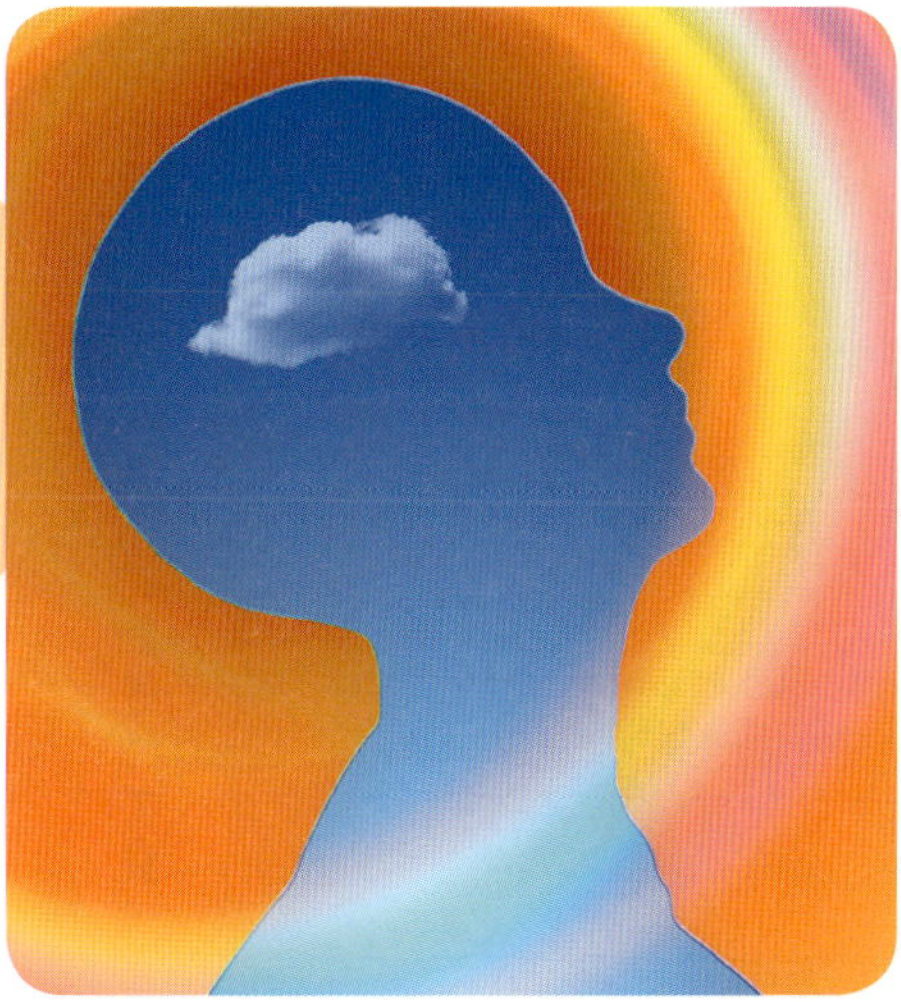

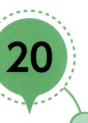

20

黄金の特効薬――ハチミツの効力とは？①

オージャスが豊富でからだとこころに効く！

記憶力を回復させる特効薬ともいえるのが、ハチミツです。そもそもハチミツには非常にオージャスが多く、食べるとすぐにからだとこころの滋養になります。

ハチミツは九〇パーセント以上が単糖類でできているので、消化の必要がありません。食べたらすぐに吸収され、そのまま血糖に反映されますから、あっというまに脳の栄養になります。**また、栄養面だけではなく、脳の発育という点でもとても効果的です。**

人間の脳の重量は、だいたい二〇歳でマックスになるといわれています。つまり、二〇歳まで脳は発育しつづけるということ。ですから若い人はハチミツをどんどん食べるとよいでしょう。

ハチミツの食べ方は、**やはり空腹時に単独で食べます。かならず非加熱の生ハチミツを選んでください。**ハチミツは熱を加えると純粋な栄養素が壊れて毒素になってしまいますので、熱いものに入れたり、調理したりしてはいけません。分量は毎日ティースプーン三杯まで。保管は四〇度以下の場所でします。

また、四〇度近い高熱が出ているときには食べないようにしてください。

記憶力を回復させる特効薬！

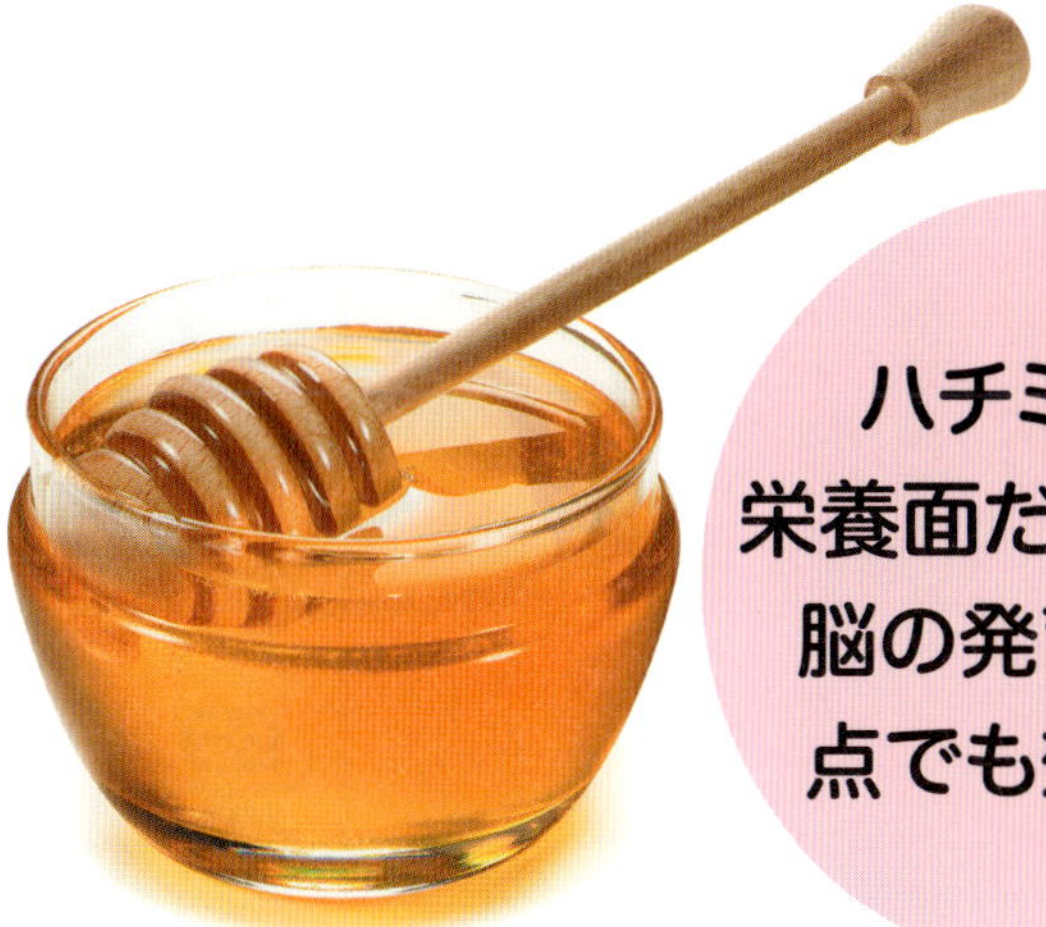

ハチミツは、
栄養面だけでなく、
脳の発育という
点でも効果的！

食べ方のポイント

- 空腹時に単独で食べる
- かならず非加熱の生ハチミツを選ぶ
- 熱いものに入れたり、調理したりしない
- 分量は毎日ティースプーン3杯まで
- 保管は40度以下の場所で
- 40度近い高熱が出ているときには食べない

21

黄金の特効薬――ハチミツの効力とは？②

「そのまま舐める」が、じつは効果的！

ハチミツには、レンゲやアカシア、ミカン、タンポポ、クローバーなどさまざまな種類がありますが、その効能は、じつは花の種類とは関係がありません。

ハチミツの効能は、どの季節の太陽のもとで咲いた花かによって変わります。**何の花かではなく、いつ咲いたかで、その効能が決まるのです。**

人間には、一二の脳神経があります。聴神経や視神経、顔面神経、舌神経などが代表的ですが、**ハチミツが採れた季節によって、この一二の脳神経への効果が変わってきます。**

たとえば、八月から一〇月の太陽のもとで採れたハチミツは、視神経に効果的です。視覚にとてもよいわけですね。

また三月から五月に採れたハチミツは、味覚をつかさどる舌咽《ぜついん》神経や、眼球の運動に関係する動眼神経によいとされます。一月から三月のハチミツは、聴覚神経に効果的です。

このように季節によってハチミツの効能は変わりま

おすすめの食べ方

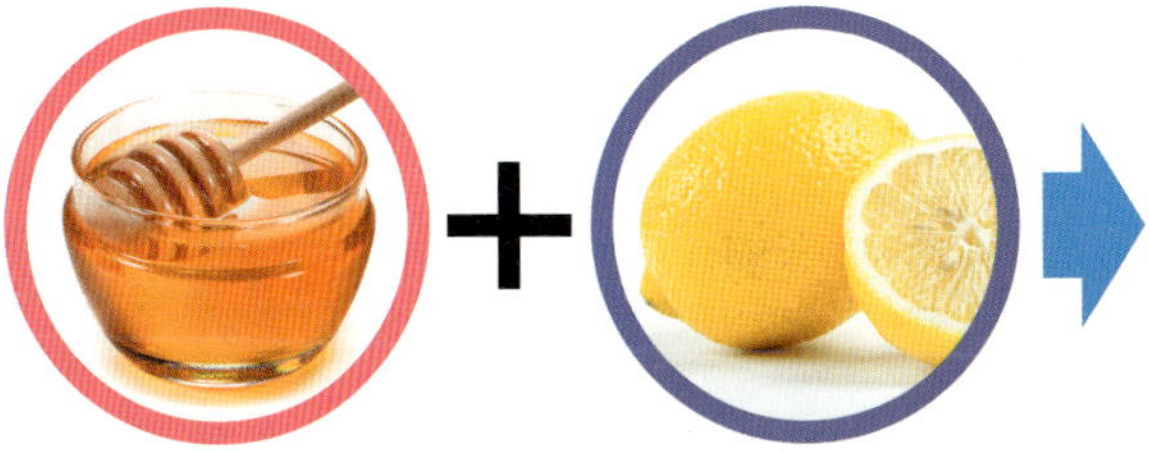

ハチミツ
レモンジュース
にするのも
おすすめ！

アーマの浄化という効能があり、胃腸のお掃除にもなる

す。ただ、いずれにせよ、やはり生のものでないと意味がありません。

いちばん効果を発揮する食べ方は、そのまま舐《な》めることです。

最大限の効果を求めるなら、空腹時がベスト。ハチミツには、穀物といっしょに食べるとカパを乱すという特徴がありますから、パンに塗ったりするのもあまりおすすめできません。

水やぬるめのお湯に溶いて飲むぶんには問題ないので、レモンを加えてハチミツレモンジュースにするのもおすすめです。

このハチミツレモンジュースには、アーマ（＝未消化物）の浄化という効能があるので、胃腸のお掃除にもなります。

22

黄金の特効薬——ハチミツの効力とは？③

格安ハチミツにだまされるな！

スーパーなどでは、よく二〇〇〜三〇〇円のハチミツが売っていますが、あれはハチミツとはいえません。半分以上が水あめのまがいものですから、そのようなものを食べても何の意味もないでしょう。**本当のハチミツは、二〇〇から三〇〇ミリリットルで数千円はするものです。**

それからニュージーランド産など、有名な外国産のハチミツがあります。現地で食べるぶんにはとてもよいのですが、わたしたちが店頭で手にするもののなかには、船便で赤道を通ってくるために船内が高温になり、せっかくのハチミツの効能が失われている可能性があります。

加熱されていない国産のハチミツがいちばん安心です。高価ですからためらいもあるかもしれませんが、脳のための薬と思って購入してみましょう。

先ほどハチミツは胃腸の浄化にもなるというお話をしましたが、ハチミツにはピッタ（＝火の質）を高める効果があります。過剰なカパ（＝重い質）を減らしてくれるので、適切に食べれば血糖値が上がることもありません。

糖尿病の人でも、正しい量でしたら食べても心配ないでしょう。

非加熱の国産ハチミツが安心

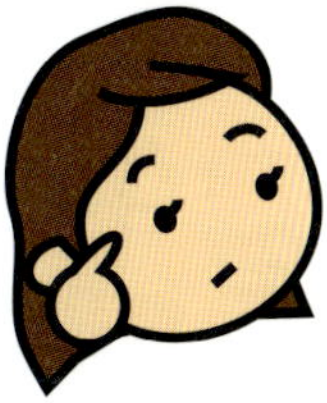

スーパーなどで、200～300円で
売っているハチミツでもいいの？

半分以上が水あめのまがいものなので、
食べても何の意味もない

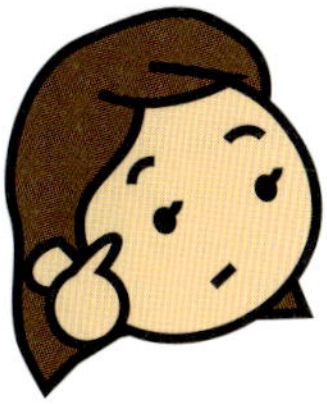

外国産のハチミツでもいいの？

現地で食べるぶんにはいいが、
輸送されるあいだに効能が失われている
可能性があるため、国産のほうが安心

**200～300㎖で数千円する本当の
ハチミツを食べるようにしよう！**

一日一杯の牛乳が記憶力をアップさせる！①

23 牛乳は生命エネルギーに満ちた「完全な食品」

昔は健康食品とされた牛乳ですが、最近では健康によくないといわれることが増えています。

実際、科学的に検証された論文の九割で、牛乳はからだによくないという結果が出ています。

たとえば、牛乳を毎日飲んでいる人とそうでない人一〇〇人を比較したばあい、牛乳を飲んでいる人のほうが圧倒的にコレステロール値が高かったり、体脂肪率が高かったりと、全般的に悪影響が出ているのです。

しかし、**牛乳は本来とても健康によい飲みものです。**もちろん放射性物質の入ったものや、農薬づけの飼料で育った牛の牛乳では問題がありますが、質のよいものを正しく飲めば、牛乳は非常に健康によいのです。

アーユルヴェーダでは、**牛乳は「完全な食品」とされています。**

生命エネルギー（＝オージャス）に満ちていて、からだのエネルギーバランスにもパーフェクトな働きをする飲みものです。

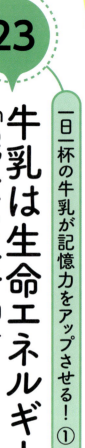

牛乳は健康によい？ わるい？

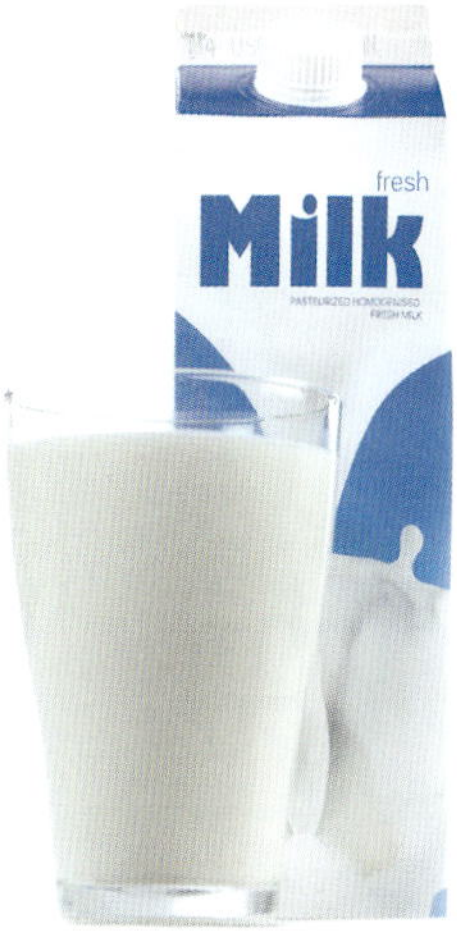

- 科学的に検証された論文の9割でからだによくないという結果が出ている
- 毎日飲んでいる人とそうでない人、100人を比較すると、飲んでいる人のほうがコレステロール値や、体脂肪率が高い

最近では、健康によくないといわれることが増えているが……

アーユルヴェーダでは「完全な食品」とされていて、オージャスに満ちた健康によい飲みもの！

24

一日一杯の牛乳が記憶力をアップさせる！②

牛乳には正しい飲み方がある

どんな食べものにも、量の差はあれオージャスがあります。ただ、体内に入って消化・代謝されてオージャスになるまでの時間は、食べものによって大きく異なります。

たとえば牛肉や豚肉や魚は、消化力の強い人でも、オージャスになるまで二～三週間かかります。しかも、その二～三週間のあいだ、消化のためにずっとエネルギーがつかわれているので、からだはかえって消耗してしまうのです。

これに対して**牛乳は、わずか三〇分でオージャスになります。**オージャスになりやすい食品としては炊きたてのご飯などもありますが、それでも一～二日かかります。牛乳は即効オージャスになる優れた食品なのです。

そこで大切なのが飲み方。

牛乳が健康に悪影響を与えるいちばんの理由は、間違った飲み方のせいなのです。**牛乳はかならず空腹時に、あたためたものを単独で飲みます。**甘味のある穀物（クッキーやドーナツなど）や酸味のないドライフルーツだったら、いっしょに食べてもよいでしょう。生の果物と組み合わせてはいけません。

牛乳のここがすごい!

- わずか30分でオージャスになる
（オージャスになりやすい炊きたてご飯でも1〜2日かかる）
- ヴァータ系、ピッタ系、カパ系、
記憶にまつわるエネルギー
すべての滋養になる
- 脳だけでなく、からだ全体の
滋養にもなる

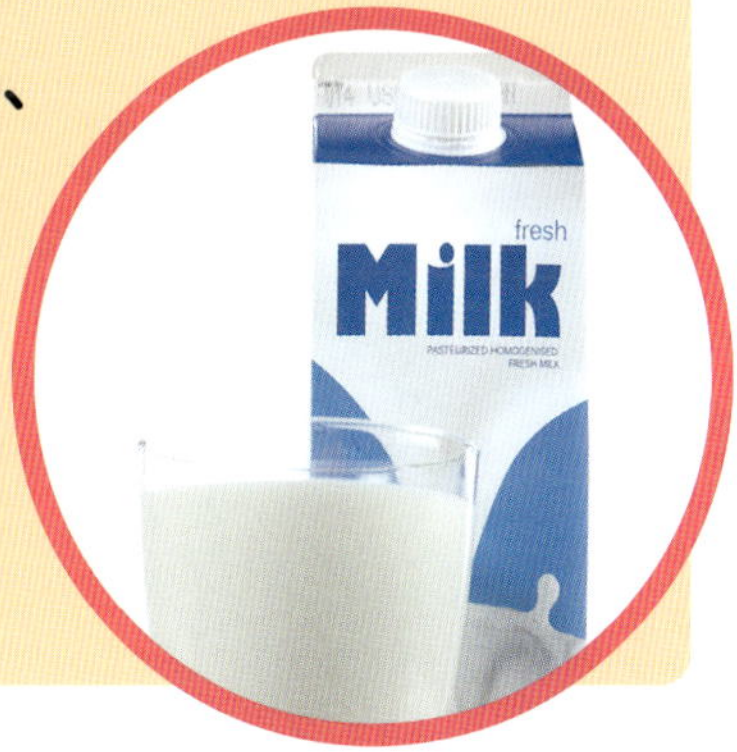

また、牛乳を食事中に飲むのはもっとも避けたい飲み方です。アーマ（＝未消化物）に非常になりやすく、皮膚病やアレルギーの原因になります。

牛乳は記憶にまつわるエネルギーすべての滋養になります。情報を入出力する力（＝ヴァータ系）を整え、情報をきちんと処理する力（＝ピッタ系）にもなり、記憶を留める力（＝カパ系）にもなるということです。

もちろん脳だけでなく、からだ全体の滋養にもなりますから、肉体的に消耗している人が正しく飲めば、回復がはやいでしょう。

もし牛乳でおなかを下しやすいという人は、あたためた牛乳をお湯で割って飲んでください。そうすれば、下痢をすることも減っていき、やがてそのままでも飲めるようになると思います。

25

乳製品をとりすぎると「思い出せない」!?

チーズ、ヨーグルトは日本人には馴染まない

乳製品というのは、牛乳を凝固させたものなので非常に消化しにくく、カパ系を乱しやすい食品です、牛乳と同じような感覚でとってしまうと、消化しきれずに重い質が増え、心身ともに重く鈍くなりがちです。

とくにチーズやヨーグルトは、日本人のからだにまだ馴染《なじ》みきっていませんから、たくさん食べると消化不良を起こし、体内で未消化物（＝アーマ）になりやすいので気をつけましょう。

こころが重くなると頭の働きも鈍くなり、記憶が出てこないという症状が出やすくなります。

また、体内にカパが溜まって消化が追いつかないと、やがてそれらはアーマ（＝未消化物）としてからだに蓄積し、毒素になります。そして毒素になった未消化物は、からだのあらゆる管（＝スロータス）に詰まりはじめます。脳の血管も詰まり、小さな脳梗塞を引き起こすようになるのです。

実際、**認知症の二～三割を占める、脳血管性認知症の七割は、脳の細い血管が多数詰まることで起こるといわれています。**

乳製品には注意！

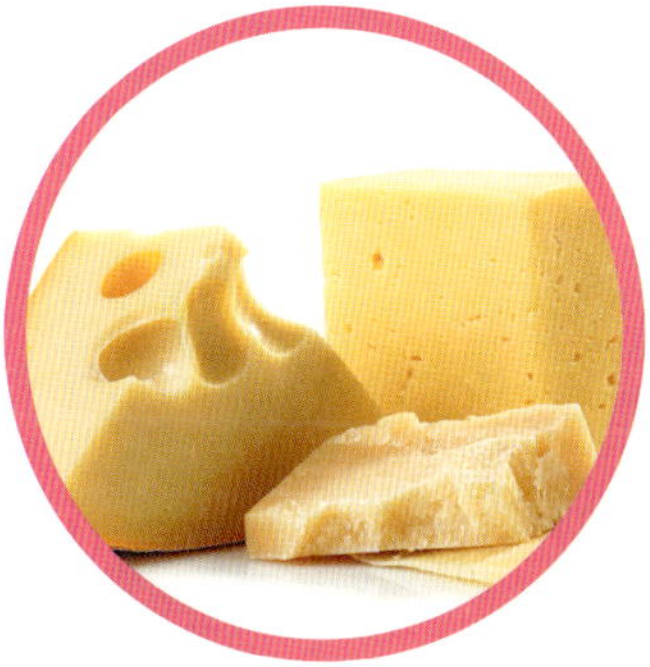

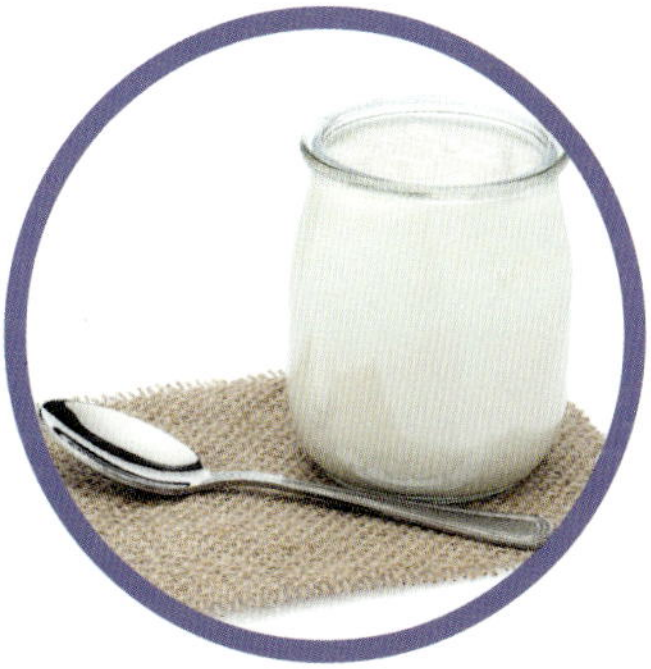

たくさん食べると消化不良を起こし、アーマになりやすいので気をつけること

こうした理由で、乳製品の食べすぎは避けるべきなのですが、牛乳も正しく飲まずに乳製品と組み合わせたり、果物といっしょに食べたりしていると、アーマになりやすく、詰まりを起こしますから注意してください。

ここで脳の滋養を高め、からだを浄化する万能ドリンクをご紹介しましょう。

あたためたコップ一杯の牛乳に、砂糖（きび砂糖）とヨーグルトとギー（巻頭付録）をティースプーン一杯ずつ入れてよく混ぜます。そして常温に冷めるのを待って、ハチミツをティースプーン一杯分溶かしいれます。

このドリンクは、**からだと脳の滋養になるのはもちろんですが、強力な浄化作用があり、体内の放射性物質すら解毒できるといわれています。**飲む時間帯は、やはり夕方の空腹時がよいでしょう。

26

肉食はもの忘れを促進させる!?

「肉を食べると元気になる」はウソ

率直なところ、肉は健康にとって、あまりよいものではありません。基本ダメなんですね。**「新鮮な肉」といっても、けっきょくは死んだ動物のお肉ということになるわけですから、生命本来の生き生きした質というのはありません。**

大きな動物であれば、死んだときのショックやストレスなどもあるでしょう。肉を食べるということは、そうしたストレスや緊張をまるごと食べることになりますから、健康にいいわけがないのです。

というわけで、「肉を食べると元気になる」というのは、じつはまったくのウソ。パワーになると思われがちですが、肉は食べてからオージャス（＝生命エネルギー）になるまでに二〜三週間もかかります。食べれば食べるほど、からだは消耗するのです。

それでもやはりお肉が食べたいばあいは、**環境のよいところで元気に育った鶏肉がよいでしょう。**鶏肉は比較的軽いので、消化の負担にはなりません。ただし、脳の活力になるエネルギーはやはりほぼないので、頭がよくなったり記憶力が甦ったりはしません。

絶対に食べてはいけないというわけではないですが、

「肉を食べると元気になる」はウソ!?

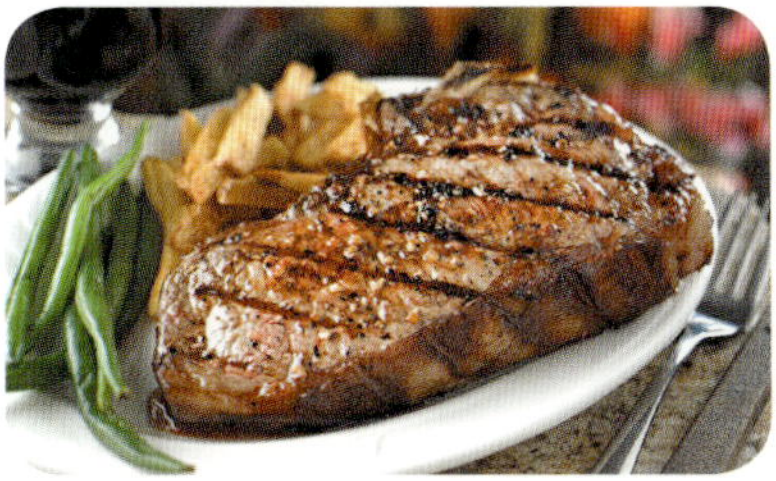

- 肉はオージャスになるまで時間がかかる
- 食べれば食べるほどからだは消耗する

それでも食べたいばあいは

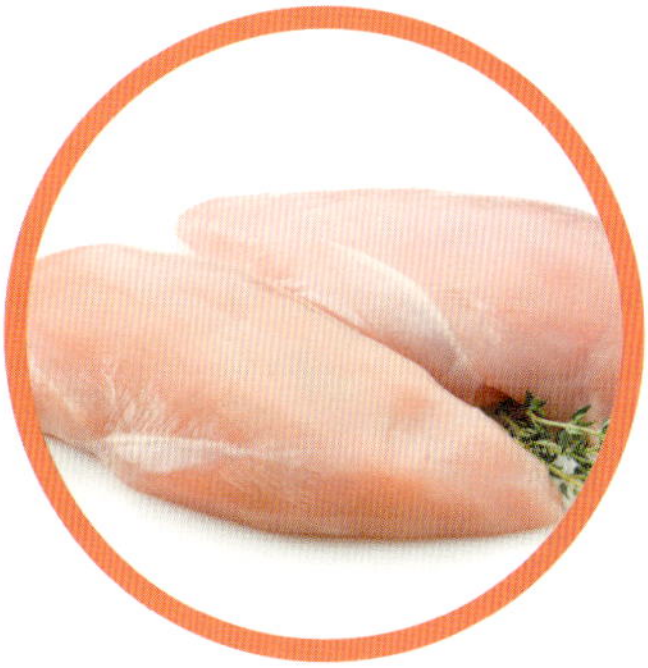

環境のよいところで元気に育った鶏肉を

総じていえば消化がわるく、生命にとっての肯定的なエネルギーもないので、とくに必要ないのです。

歳をとるにつれて消化力は弱っていきますから、肉を減らし、消化しやすい野菜中心の食事に変えていくというのは、ごく自然のことだと思います。若いときと同じような肉食をつづけていると、**未消化物（＝アーマ）が溜まって体内に詰まりを起こし、脳梗塞やアルツハイマー病の原因になりますから、ほどほどにしましょう。**

豚や牛のほかに、カモ肉がお好きという人もいるかもしれません。カモは水鳥ですから、鶏肉にくらべても重いので、できれば避けてください。

また、バーベキューという食べ方は、調理法としてあまりおすすめしません。直火で焼いてしまうと、食品のもつオージャスが壊れてしまうからです。鉄板やグリルのほうがよいでしょう。

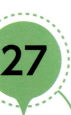

27

「魚の脂が記憶力を高める」はウソ!?

じつはやっかいな魚の脂

一般的に、魚の脂は脳によいといわれています。エイコサペンタエン酸などは神経にとてもよいとされ、サプリメントとしても売られています。成分としての効能は、たしかに間違いありません。

ただ、**非常に消化しづらいというのが、魚の脂の特徴です。**アジやサバなどの焼き魚は脂がのっていますね。あの脂が、消化にとってはかなりくせ者です。

じつは、こんな症例がありました。ある男性が北海道に単身赴任することになりました。彼は大の魚好きで、北海道に住むようになってから毎日ホッケのような脂がのった魚を食べていたそうです。そして二年後、脳梗塞で倒れて半身不随になりました。わたしは東京に戻った彼と出会い、クリニックで脈を診る機会がありました。すると、驚くほどアーマ（＝未消化物）が溜まっており、そのせいで、脳の血管が詰まってしまっていたのです。

魚の脂は本当に消化しづらく、うまく食べないとからだにも脳にもよいことはありません。

日本人は、サバやサンマ、ホッケやブリなど、脂ののった魚が大好物ですね。もちろん食べるなとはいいませ

魚の脂には注意

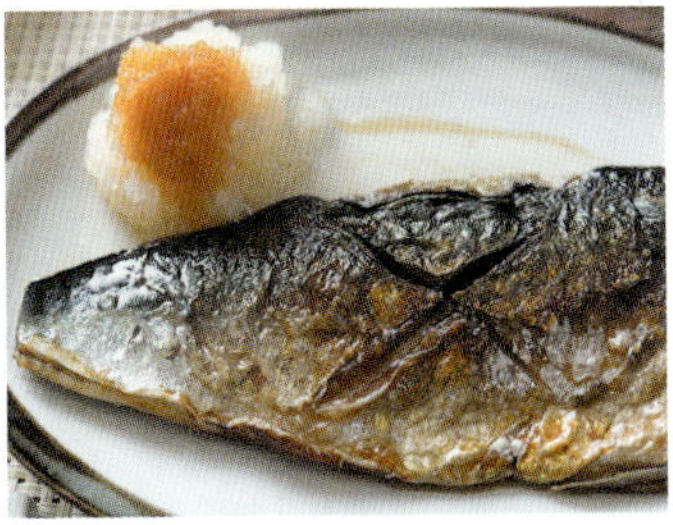

- 脂ののった魚は週に1度、もしくは2週間に1度にする
- 消化力の高い昼に食べる

- ネバネバ食品を組み合わせるのはNG
- 野菜を組み合わせるなら、葉物やよく煮込んだものに

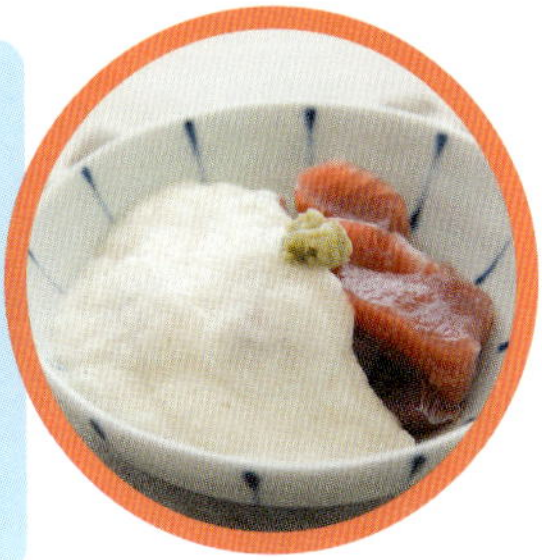

んが、週に一度もしくは二週間に一度ほどにしておくのが安心です。そしてできるだけ、消化力のいちばん高い昼食に食べるようにしましょう。

また魚は非常に重いので、たとえばレンコンなどのネバネバ食品と組み合わせるのはおすすめできません。魚を食べるなら、ほかの野菜は葉物やよく煮込んだものにするなどして、からだへの負担を減らしてください。

マグロの切り身にとろろをかけて……という食べ方も人気ですが、残念ながら記憶力を鈍らせます。夏になると冷たいお蕎麦にとろろや納豆をのせたネバネバ尽くしのメニューもありますが、冷たくて重いものばかりですから、脳にもからだにも、よいことはありません。

ちなみに、メザシやシシャモ、シラスやジャコなどの小魚類は脳の栄養になりますので、適宜食べるとよいでしょう。

28

オージャスになるまでの流れ

食べたものが、神経の滋養になるまでの長い道のり!?

食べたものがオージャス（＝生命エネルギー）になるまでには、決まったひとつの流れがあります。

食べたものが口で咀嚼《そしゃく》され、しっかり消化吸収されると、**体内で〈血しょう〉→〈血球〉→〈筋肉〉→〈脂肪〉→〈骨〉→〈骨髄・神経〉→〈精液・卵子〉**という順に組織がつくられていき、最終産物として〈オージャス〉がつくられます。

アーユルヴェーダでは、この七つの組織を「ダートゥ」と呼びますが、一滴のオージャスができるまでには、このような長い道のりがあるわけです。

さらにいえば、**七つの組織の代謝の「↓」を働かせるエネルギーとして大量につかわれているのも、じつはオージャスです。**

つまり、オージャスが多い人は、食べたものがきちんと自分の組織になり、さらにオージャスを増やすことができます。反対にオージャスが減っていたり、オージャスになりにくい食事をしていれば、消耗するばかりでからだはどんどん弱ってしまうという悪循環が起こります。わたしたちの体内では、こうしてオージャスが四六時中、フル活動しているのです。

7つの組織とオージャス

食べたものは、消化管（口、胃、腸）で消化・吸収され、血液循環を経て肝臓にいたったあと、7つの組織が順番につくられ、最終的なエッセンスとしてオージャスができあがります。

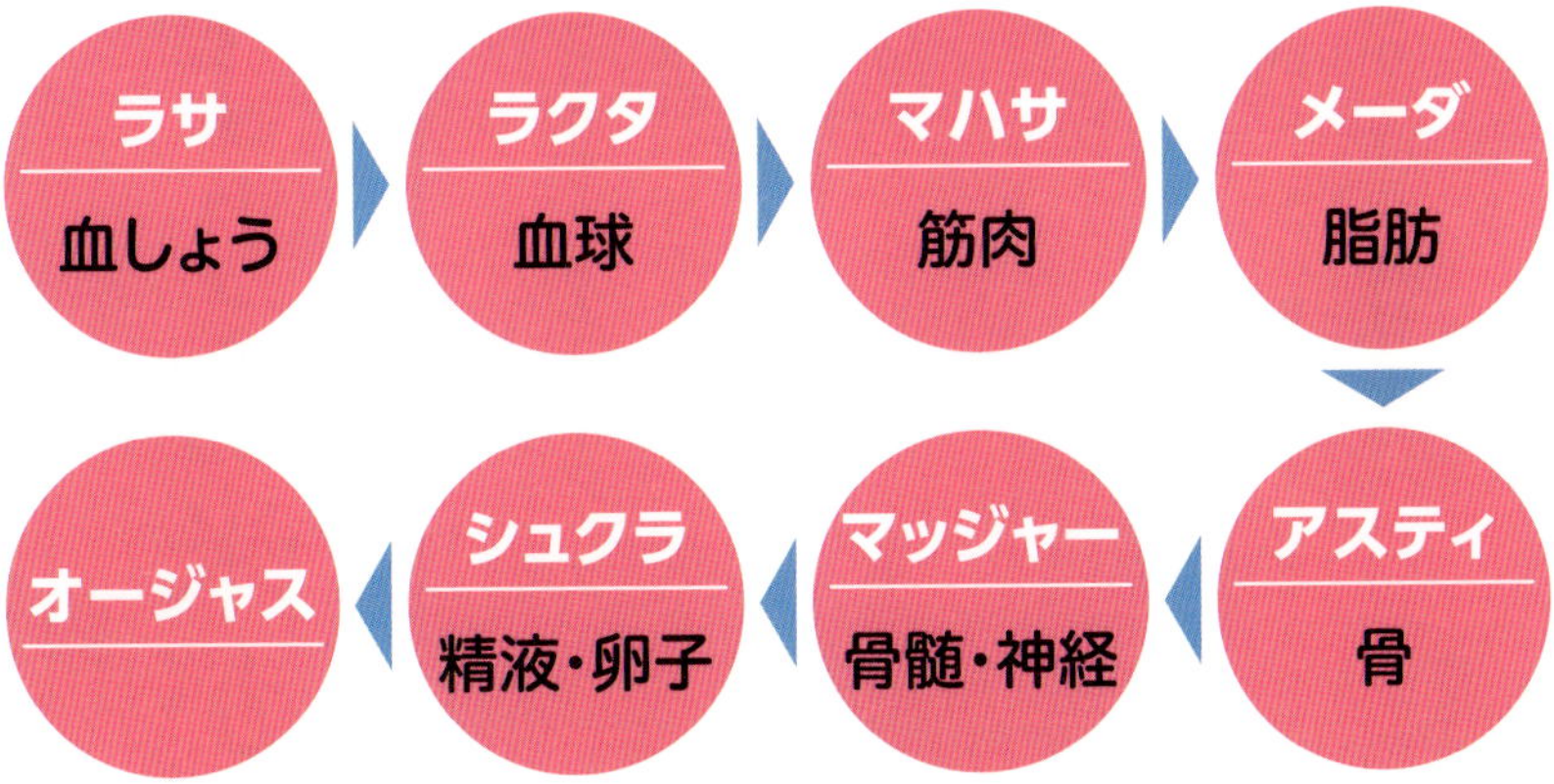
ラサ
血しょう
ラクタ
血球
マハサ
筋肉
メーダ
脂肪
アスティ
骨
マッジャー
骨髄・神経
シュクラ
精液・卵子
オージャス

7つの代謝の順番を見ていただくとわかるのですが、記憶をつかさどる〈神経〉は、オージャスができる2つ前の6番目に位置しています。**そこまでの代謝がしっかりおこなわれなければ、神経の滋養にはならないということです。**肉や魚のような、消化しづらくプラーナ（＝神経エネルギー）を含んでいない食材を食べても、脳の栄養にはなりません。「もの忘れ」はひどくなるばかりでしょう。何より新鮮で消化のよい食事が、記憶力の回復には必須なのです。

29 新米より古米がおすすめのワケ

日本人の主食であるお米。**これはもともとオージャス(=生命エネルギー)が非常に多い食材です。**炊きたてのあたたかいご飯は、約一日でオージャスになりますから、脳の滋養にもなり、記憶にかかわる神経にもよい働きをします。

ただ、気をつけなければいけないのは、米は重い食材だという点です。**正しく食べないと、カパを乱してしまいアーマ(=未消化物)にもなりやすい食材です。**

まず、新米よりも古米がよいでしょう。

古米というのは収穫されてから一年以上経ったお米のことですが、水分が適度に抜けて軽くなり、消化に負担をかけません。

食感としては、新米のほうがしっとりとしておいしいのですが、古米のほうがからだは元気になります。

そして、**脳にもっともよいのは胚芽米《はいがまい》です。**ただ、胚芽は種ですから、質のよいお米でないと、むしろそこに毒が溜まっていたりしますので、気をつけてください。

お米を食べるときに気をつけること

炊きたてのあたたかいご飯

脳の滋養になり、記憶にかかわる神経にもよい

選び方のポイント 1

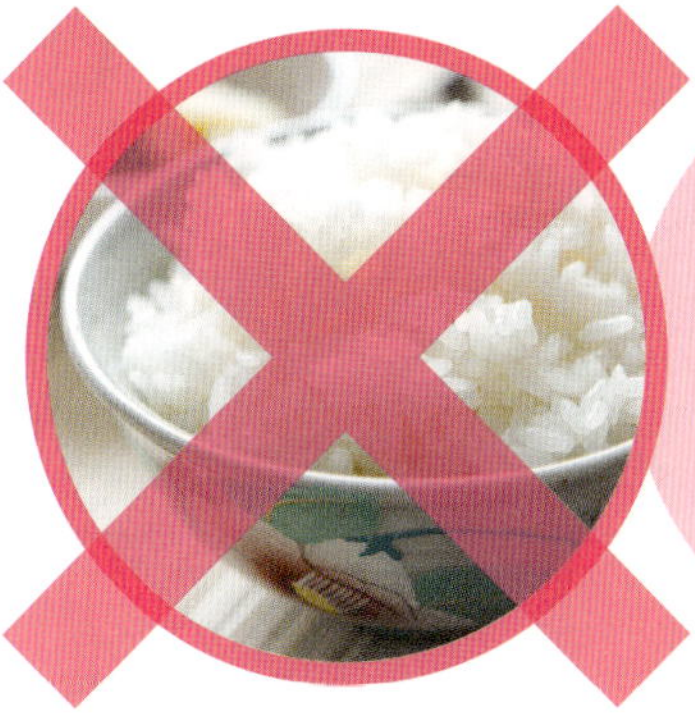

新米よりも
古米を選ぶ！

選び方のポイント 2

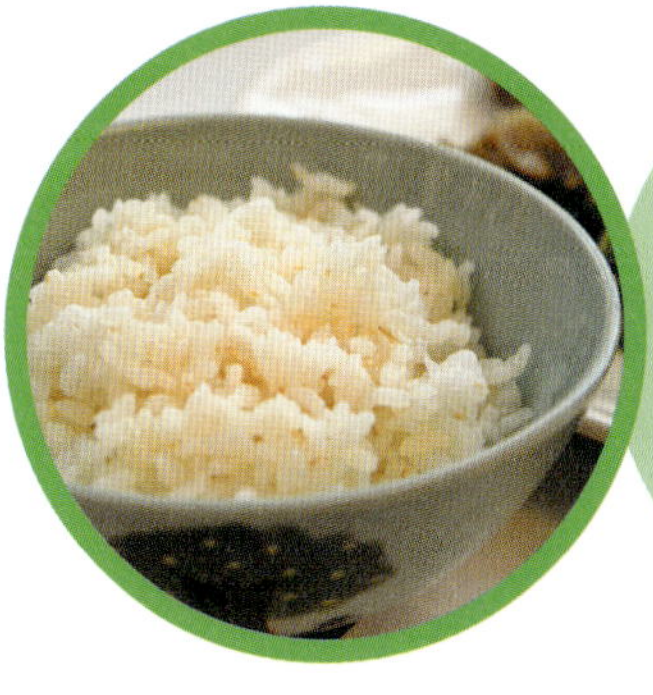

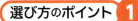

脳にもっとも
よいのは胚芽米

30

もの忘れ防止に効く穀物、効かない穀物②

米は昼食でしっかり食べる

一日のうち、お米をたくさん食べるのは昼食にしましょう。もちろん炊きたてが前提です。夕食でめいっぱい日本米を食べてしまうと、消化の負担になり、脳にもあまりよい影響がありません。

胃腸が弱って消化力が落ちているばあいは、たとえば押し麦を三割ほど混ぜて炊くとよいでしょう。押し麦はとても軽い質なので消化によく、ミネラルなどの栄養素も豊富です。お米に混ぜることで全体のバランスが軽くなります。押し麦の代わりに、イエロームング豆を混ぜてもよいでしょう。イエロームング豆というは、もやしのもとになる緑豆《りょくとう》の皮をむいてひきわりにしたものです。

夕食でお米をわりとしっかり食べたいということであれば、外米、つまり長米種がおすすめです。短米種にくらべて軽いので、胃腸への負担が減ります。

反対に、もち米は通常の日本米よりも水分が多く重いので、消化がわるく、カパも増えやすい食材です。食べるなら、日中の消化力が高い時間帯に炊きたてを食べてください。冷めたもち米は非常にアーマ（＝未消化物）になりやすく、脳に詰まってもの忘れを悪化させる可能性がありますから、かならず炊きたてを食べましょう。

お米の食べ方

お米をたくさん食べるのは昼食がベスト!

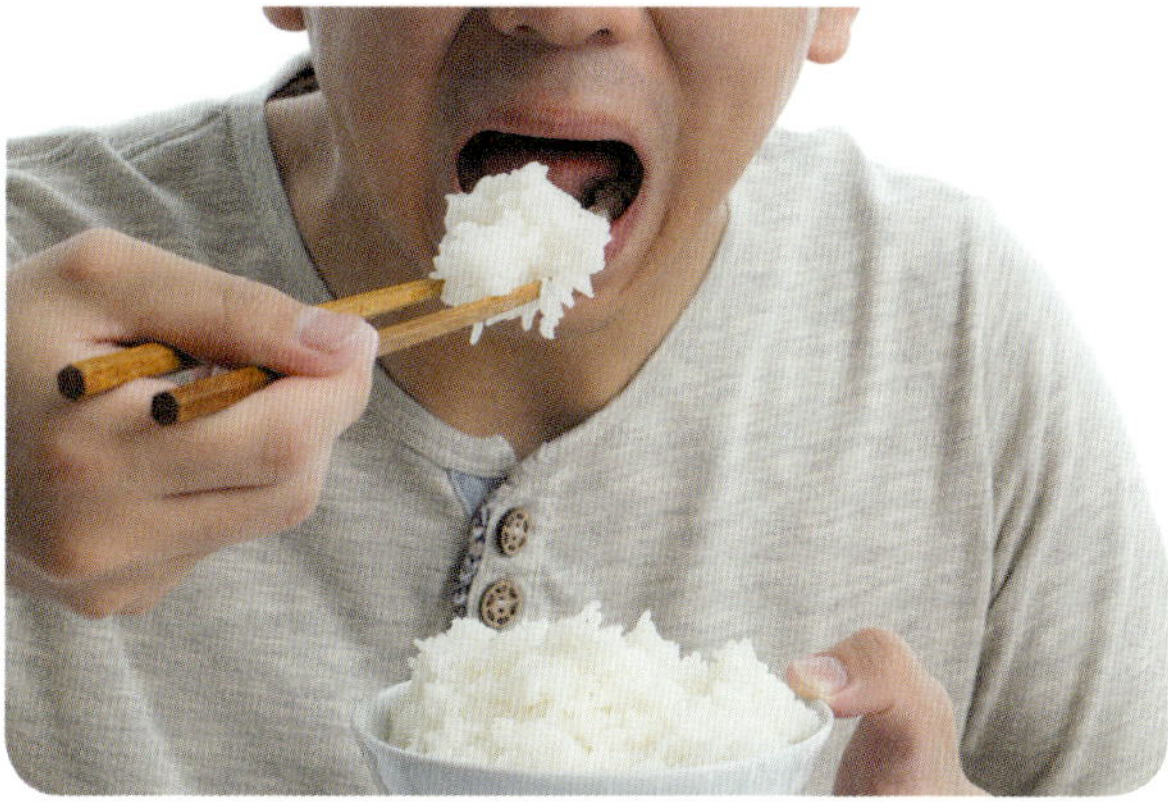

胃腸が弱っている場合は、
押し麦やイエロームング豆を混ぜるとよい

夕食で、お米をしっかり食べる場合は、
長米種がおすすめ

もち米は普通の米よりも水分が多く、
重いので注意

31 小麦は食べすぎに注意しよう

最近では、パンやパスタも日常の食卓に並ぶようになりました。

しかし**小麦は日本米よりもさらに重い食材です。**小麦に含まれるグルテンは、とても重くて粘り気がありますこの重さが何よりカパ系を乱します。

カパの滋養はオージャス（＝生命エネルギー）にもなりますから、食材自体がダメというわけではありません。ただ非常に重いので、うまく加減する必要があります。**一日の食事では、昼食に食べるのが最適でしょう。**

とくに重いのが、硬質小麦が原料のパスタです。それをアルデンテで食べるとなれば、たしかにおいしいのですが、消化は非常にわるいのです。

パスタやパンにくらべると、同じ小麦が材料ですが、うどんのほうが日本人には合っています。

といっても、讃岐《さぬき》うどんのようにもっちりとした噛みごたえのあるものは消化しにくいので、**稲庭《いなにわ》うどんのように細くて軽いもののほうがおすすめです。**

小麦食材は、お昼に食べること、そして食べすぎないことに注意する必要があります。

小麦食材を食べすぎない

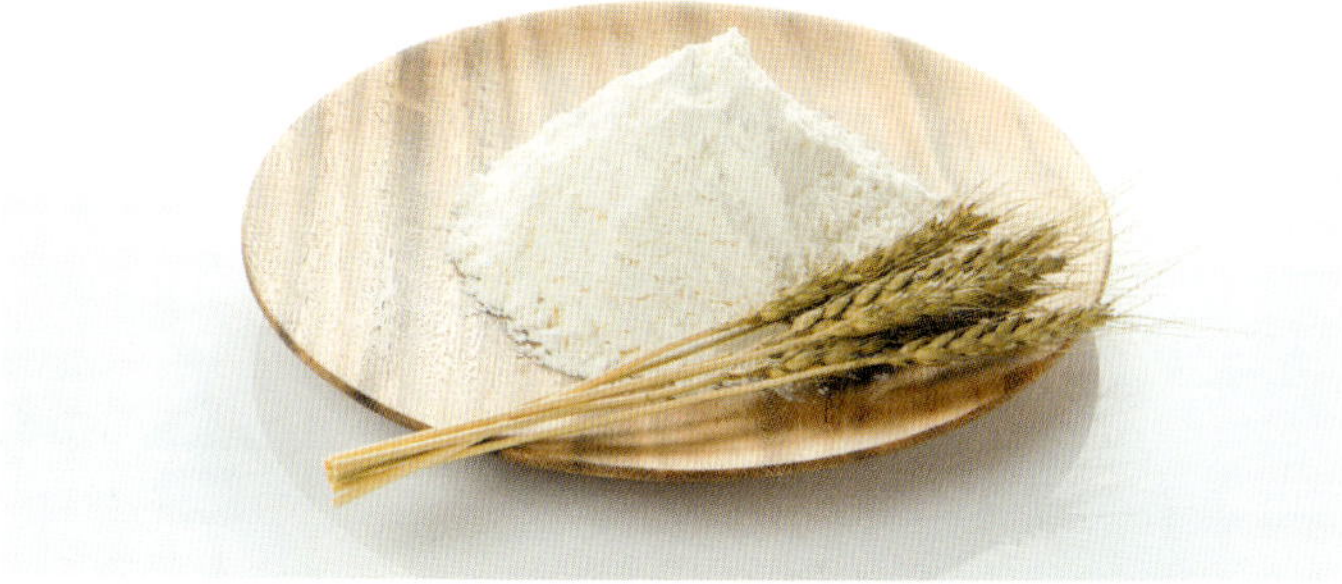

小麦は日本米よりもさらに重い食材！

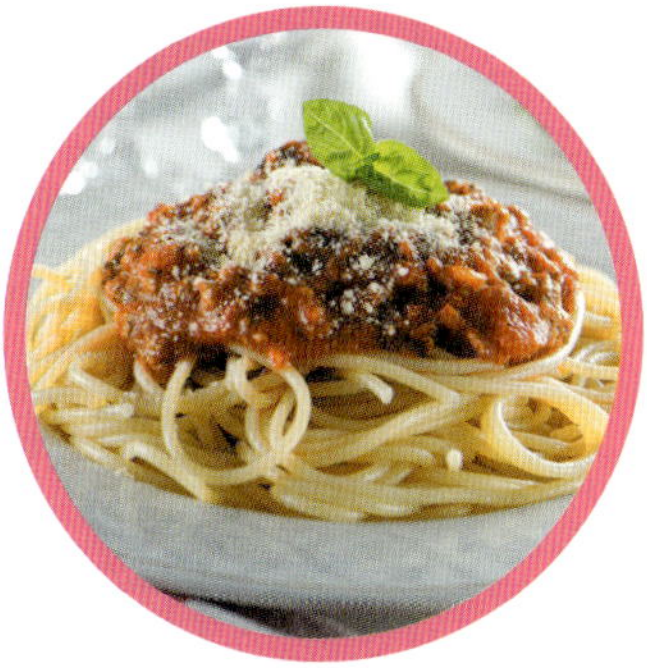

硬質小麦が原料のパスタは
とくに重いので注意

パスタやパンよりも
日本人にはうどんが合っている

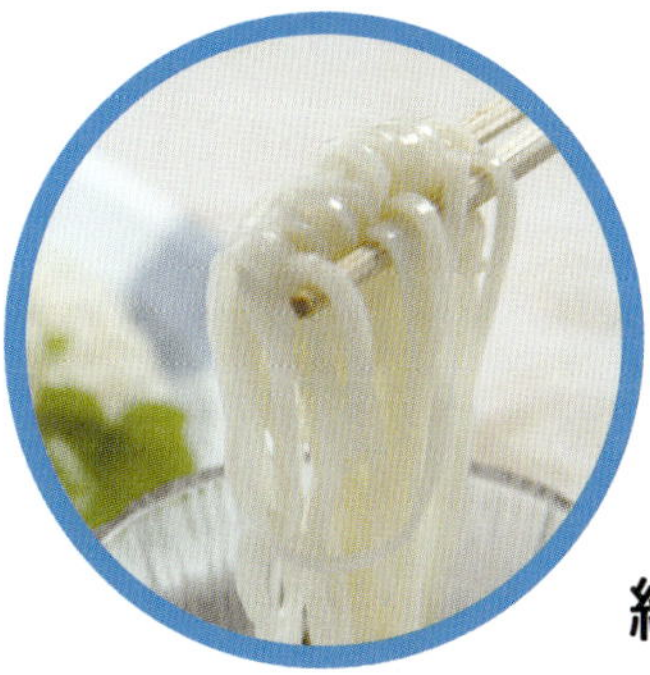

とくに
細くて軽い稲庭うどんがおすすめ

32

もの忘れ防止に効く穀物、効かない穀物④

「小麦＋砂糖」は危険な組み合わせ

小麦といえば、パンケーキやクッキー、ドーナツなどのいわゆる甘いものがありますね。

この「小麦＋砂糖」の組み合わせは、非常に重い。ですから体内でアーマ（＝未消化物）になりやすく、食べすぎれば即座にからだに詰まります。

頭の回転も鈍くなりますから、なかなか思い出せない……という傾向も強まるでしょう。

とくに夕食後に食べると消化の負担を増やしますから、食後のデザートにはあまりおすすめできません。

「甘いものは脳の滋養になる」といわれますが、食べすぎは逆効果です。

「小麦＋砂糖」の組み合わせで気をつけなければならないのが、食パンです。じつは食パンにも砂糖がつかわれています。食パン一枚あたり、スティック砂糖約一本分が入っています。唯一、砂糖が入っていないパンといえばフランスパンですが、とてもかたいので消化はあまりよくありません。

小麦の注意点

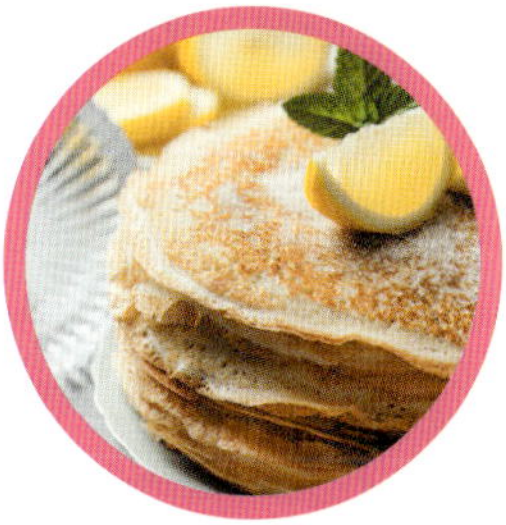

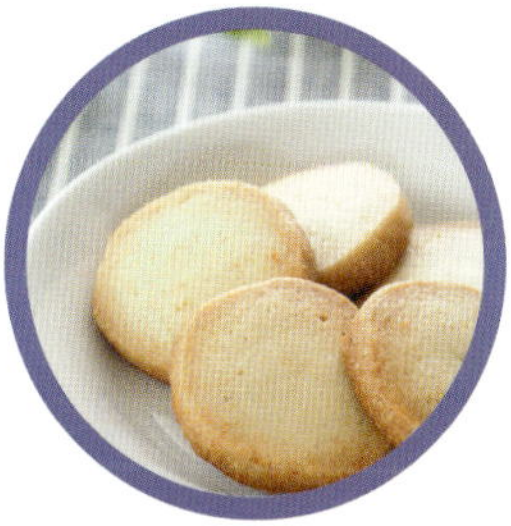

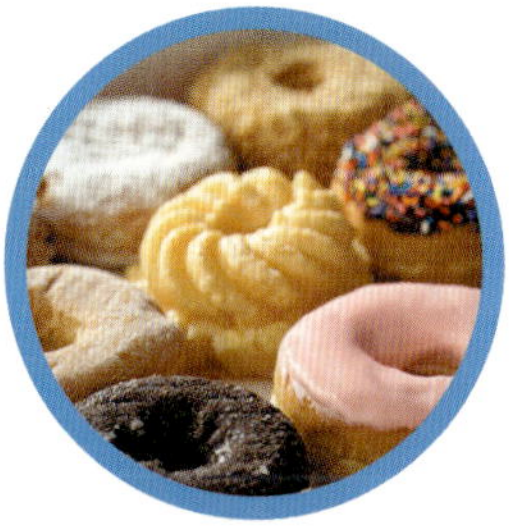

小麦 ＋ 砂糖 の組み合わせは、非常に重いアーマになりやすいので、注意

パンを買うときは、まず原材料を確認しましょう。多くのものにイーストがつかわれていますが、このイースト発酵させたものというのは、「乾燥」と「不安定」な性質が強く、非常にヴァータ（＝風の質）を乱します。

パンを食べすぎると便秘になりやすいのはそのためです。**イースト発酵のものではなく、天然酵母のものを選びましょう。**

また小麦は、白いものよりもライ麦や全粒粉のほうが軽いですから、**白いパンより茶色いパンのほうがおすすめです。**

クレープも小麦粉よりも蕎麦粉クレープのほうが軽く、負担になりません。

トウモロコシ粉やオートミールでつくったパンもよいでしょう。

33

もの忘れ防止に効く穀物、効かない穀物⑤

蕎麦を食べるときは、ここに注意せよ！

穀物のなかでも比較的軽いのが蕎麦です。ただ注意しなくてはいけないのは、出回っている蕎麦の多くが、「蕎麦風味のうどん」であるということ。原材料が、「小麦粉、蕎麦粉」の順で書かれたものは偽蕎麦です。**「八割蕎麦」や「十割蕎麦」と明記されているものを選ぶようにしてください。**

ただ、「もの忘れ」の観点でいうと、重い軽いだけで食材のよしあしが決まるわけでもありません。脳にとっては、ある程度重いものも必要なのです。たとえば大麦ばかり食べていても、脳の滋養にはなりません。

脳をはじめとするすべての臓器の発達のためには、カパ（＝重い質）が必要ですから、お米や小麦を正しく適切に食べることが肝心です。とくに子どもは、からだをつくる滋養となるカパをしっかりとらなくてはなりません。

しかし食べすぎたり、夜遅くに食べたりすれば、重くなって詰まります。大切なのは、「正しく食べる」こと。大人は、子どものように育ちざかりではありません。ある程度完成していますから、年齢を重ねるほどに、食べすぎてはいけないということなのです。

穀物の重い軽い

軽い

- 大麦
- ライ麦
- 雑穀
- 蕎麦
- トウモロコシ
- オートミール（えん麦）
- 全粒粉の小麦
- バスマティライス
- 日本米
- 漂白した小麦
- もち米

重い

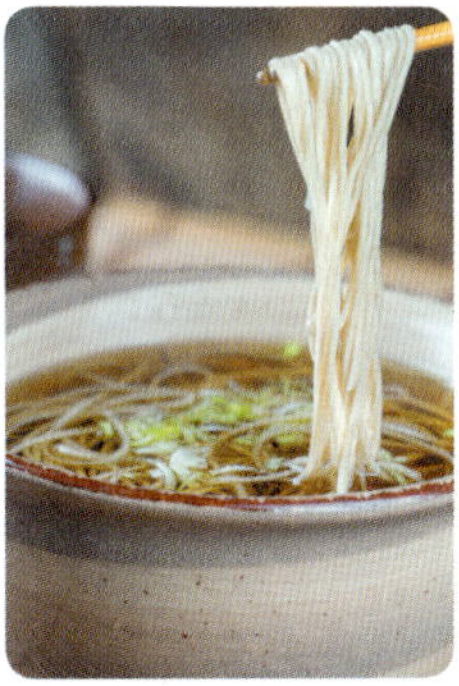
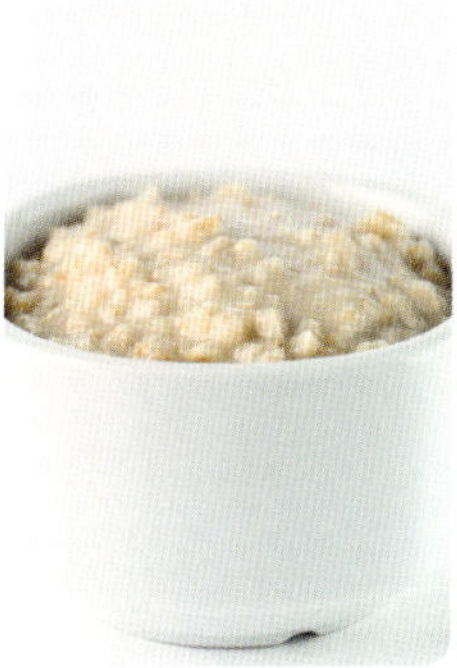
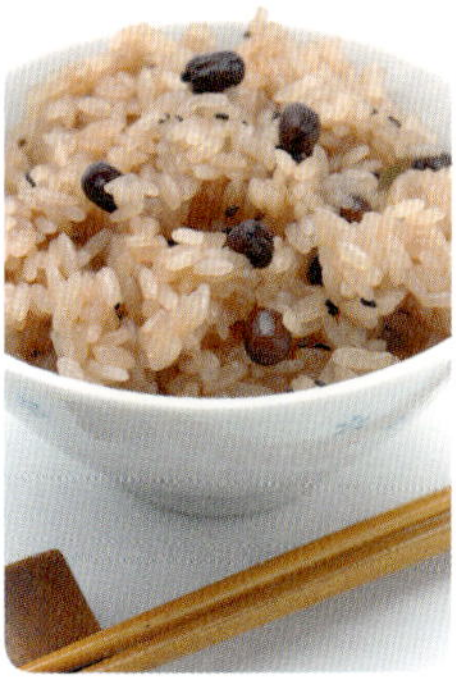

あなたは「だいたい派」？「きちんと派」？

ひとつ質問をしてみましょう。

蕎麦屋で食事を終えてお勘定を済ませて店を出たときに、つかった割り箸をどういう状態で置いてきたかを憶えていますか？　どんぶりの上に置いたのか、箸袋に入れ直して横に置いたのか、どんぶりの中に入れたままだったのか……。

もし、思い出せないのなら、あなたはおそらく「だいたい派」です。反対にちゃんと憶えているという人は、「きちんと派」でしょう。

だいたい派の人にとっては、憶えていないのが自然です。食べ終わるころにはもう次の行動を考えていますから、憶えている必要がないのです。

反対に、きちんと派の人は、食べ終わったときに、つかった箸をちゃんと置いて、自分のなかで終わりを意識していますので、どんなふうに置いたのかを憶えているのです。この違いは体質の問題ですから、どちらがよいわるいという話ではありません。

もちろん意識すれば、だいたい派の人も終わりを憶えていられるようになりますが、本来あまり得意ではないので、すぐに忘れてしまうのです。

ただし、憶えていなくてはならないことを忘れてしまうばあいは別です。つかった大切な書類をどこに置いたか忘れてしまったり、書類の最後に何と書いてあったのか、印鑑は押したのか……など、憶えているべきことを忘れてしまうのであれば、記憶エネルギーに乱れがあります。

第2章

食事を変えるだけで、脳はミルミル甦る

34

脳の栄養になる砂糖の正しいとり方

脳にいい砂糖、わるい砂糖

砂糖が脳の栄養になることは一般的によく知られていますね。これは本当で、わたしたちの脳に砂糖は必要です。ただ、砂糖だったら何でもいいというわけではありません。

アーユルヴェーダでもっともよいとされているのは、**「ジャガリー」と呼ばれる砂糖で、サトウキビの搾《しぼ》り汁をそのままかためたものです。**ブロックのようなかたまりを削ってつかいます。

くらべて白い砂糖というのは、糖分としては純粋なのですが、肝心の滋養分や栄養分が削《そ》がれてしまっています。重さはあるけれど滋養がないという、残念な産物なのです。そのため、食べすぎるとすぐにカパ（＝重い質）が乱れ、アーマ（＝未消化物）になってしまいます。

ジャガリーはなかなか手に入りませんが、**比較的近いのがきび砂糖です。**未精製の砂糖ですから、ミネラルをはじめとするさまざまな滋養が含まれていて、カパ系を過度に乱したりすることもありません。

ただし、茶色い砂糖であればいいというわけではないので要注意。三温糖《さんおんとう》は茶色いですが精製砂糖なのでおすすめできません。

おすすめの砂糖

精製砂糖のなかで唯一
よいとされるのが

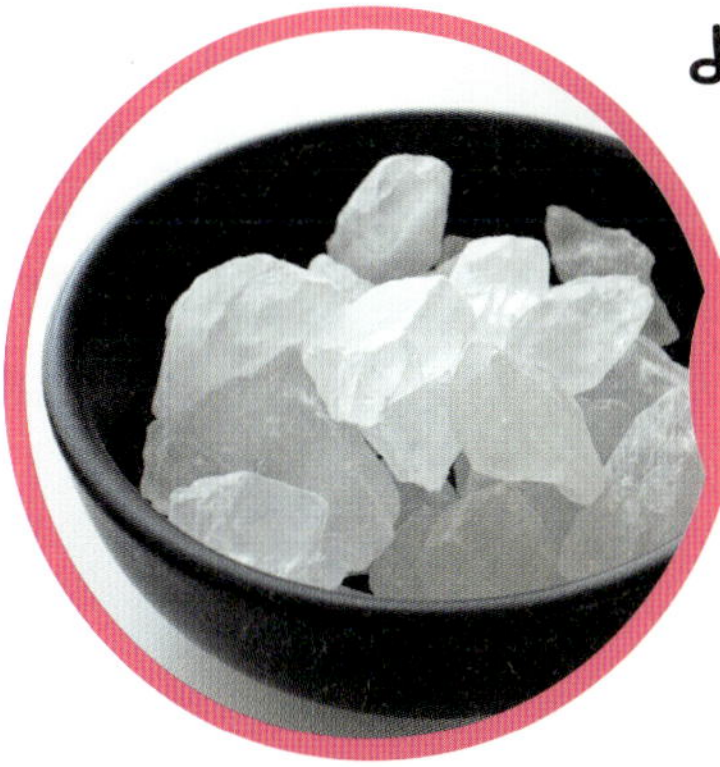

氷砂糖

※茶色ではなく、無色透明のものを選ぶこと

料理で使うなら

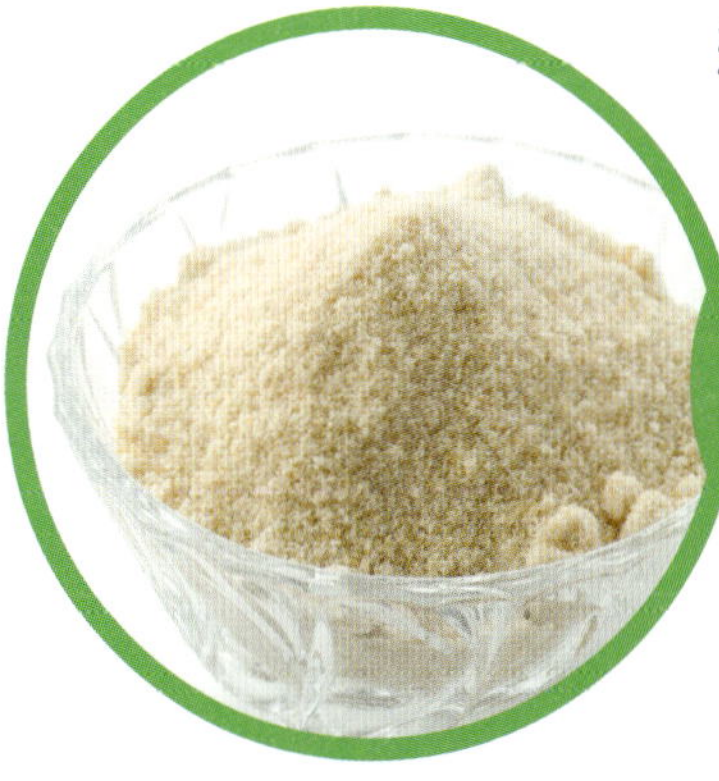

きび砂糖

※脳の神経系統の滋養になるので、適度に食べるとよい

35

チョコレートは脳にいい？ わるい？

チョコレートでもの忘れが悪化する⁉

近年では「ポリフェノールが高血圧の予防になる」、「脳の活性化につながる」などといわれ、健康食品の仲間入りをしているチョコレート。

しかしアーユルヴェーダ的には、**チョコレートが健康によいというのは間違いです。**

まず、チョコレートはいわば白砂糖のかたまりであるという点でよくありません。

加えてカカオには、脳のスロータス（＝管）を詰まらせるという特徴があります。

脳の栄養にならないというわけではないのですが、とにかく詰まりやすいのです。

興奮性があるので、ちょっと脳が元気になったような気分にはなるのですが、けっきょくは詰まりのもとになって、神経の働きを阻害します。

結果的に脳の働きが鈍くなりますから、**長年食べつづけていれば、残念ながらもの忘れは悪化してしまうことになるでしょう。**

チョコレートはNG!

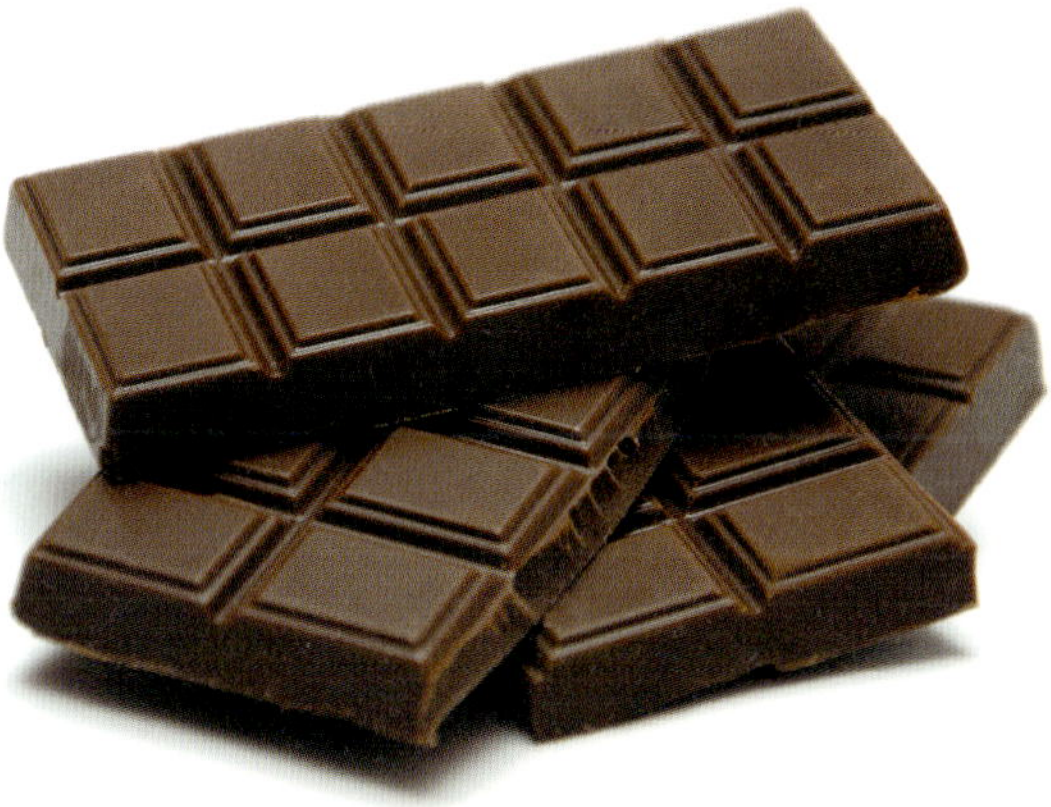

チョコレートは白砂糖のかたまり！

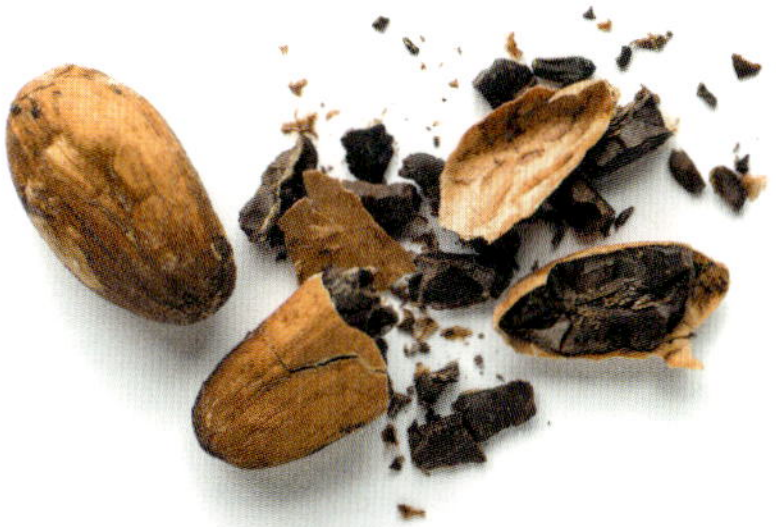

さらに

カカオには
脳のスロータス(＝管)を
詰まらせるという
特徴がある

**長年食べつづけていると、
もの忘れを悪化させるので
注意すること**

36

枝豆の食べすぎは記憶力を乱す!?

みそ以外の大豆はNG

日本人が大好きな大豆。豆腐などの大豆製品も数多くありますし、枝豆も大豆です。しかし、**大豆は重くて消化しにくいので、結論からいうと食べすぎてはいけない食材です。**とくに、にがりをつかってかためた豆腐は冷たく重いため、よほどよく火を通してやわらかくして食べるか、から煎《い》りして水分を飛ばして食べなくてはいけません。

ただ、**おみそはOKです。**みそは十分に発酵しているので重さがある程度少なくなっています。ですから脳の滋養にもなって、何より日本人のからだに馴染んでいますから、調味料として非常に優れています。醤油《しょうゆ》も、とりすぎなければよいでしょう。

枝豆は夏の定番メニューだという方も多いかもしれませんが、もともと消化のわるい大豆を冷たい状態で、噛みごたえのあるかたさで食べるわけですから、あまりおすすめはできません。

また、**豆乳も流行《はや》っていますが、重く消化しにくいという点は変わりません。**正しい飲み方をすれば、牛乳のほうがオージャス（＝生命エネルギー）が豊富で脳の発育にはよいのです。

みそ以外の大豆に注意

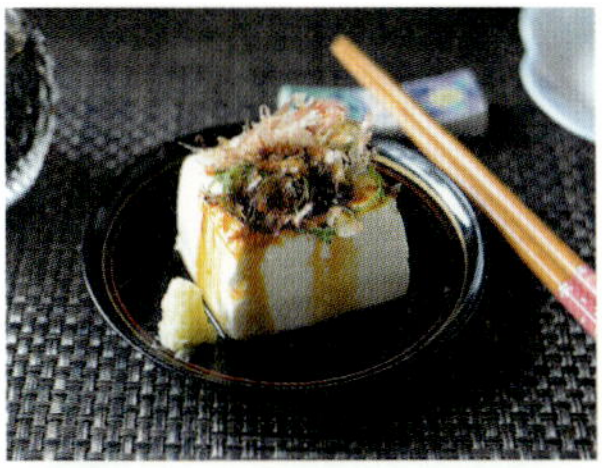

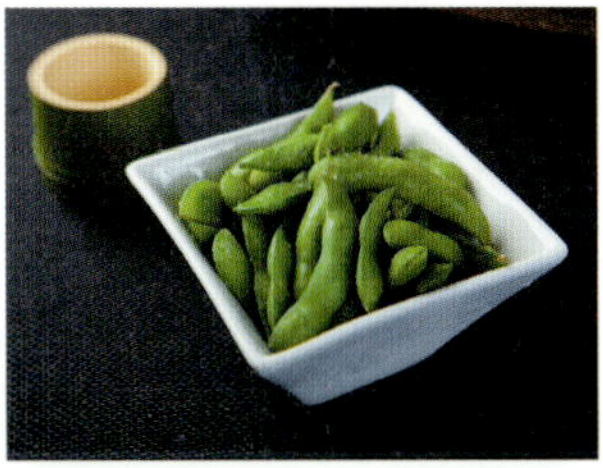

大豆は重くて消化しにくいので、
食べすぎに注意！

おみそは十分に発酵して
重さが少なくなっているのでOK

おすすめの豆類

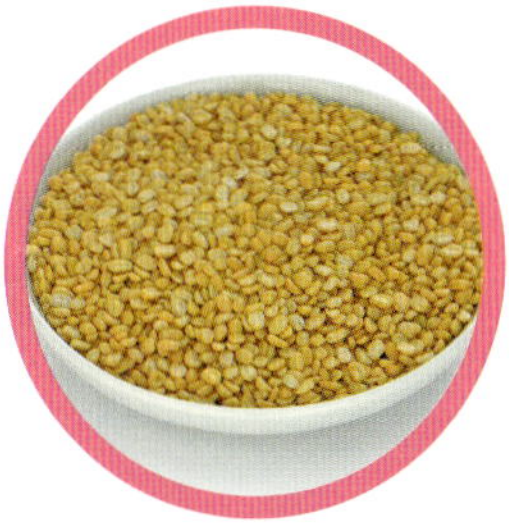

イエロームング豆

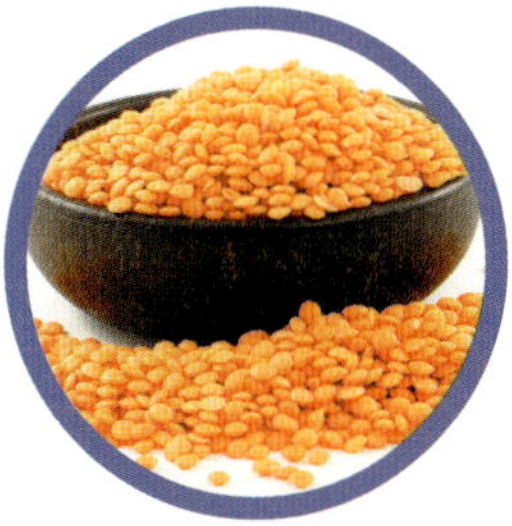

赤レンズ豆

**ヴァータ、ピッタ、カパすべての
バランスがとれている食材**

37 記憶を不安定にするキノコ

キノコは神経そのものを乱す食材

秋の味覚としても人気のキノコですが、もの忘れという観点では残念ながらNG。**キノコは、じつは神経エネルギー（＝プラーナ）そのものを乱します。**脳の神経にとってはある意味、毒なのです。

実際、毒キノコというのがありますね。あれには神経毒があるわけですが、**じつはどんなキノコにも、毒キノコと同じ神経毒がほんの少し含まれています。**

顕微鏡で見てみるとわかるのですが、キノコは菌のかたまりです。神経によいはずがありません。シイタケをはじめ、エノキ、シメジ、マツタケ、エリンギ、マイタケ、マッシュルーム、トリュフ……など種類も豊富ですが、例外なくNGというのが結論です。食べつづけていると、かならず神経の働きが乱れますから、気持ちも落ち着かなくなりますし、記憶も不安定になるでしょう。

もし食べるなら、ギーとスパイスをつかって調理してください。ギーというのは無塩バターを精製してつくる油で、アーユルヴェーダではもっとも純粋な油とされています。ギーのもつ浄化作用によって、キノコの毒性が緩和されるのです。キノコを絶対食べるなとはいいませんが、神経系統には確実にダメージを与えます。

ジャガイモもNG!

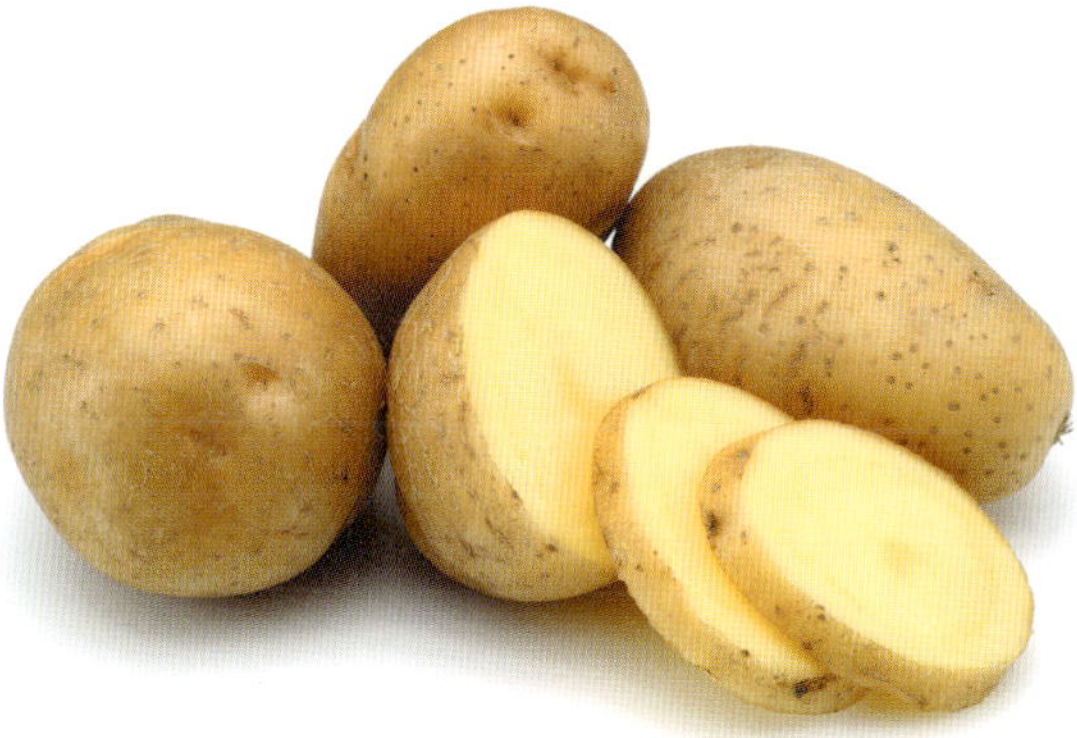

神経へのダメージという点で、
キノコ類と同じくNGなのがジャガイモ

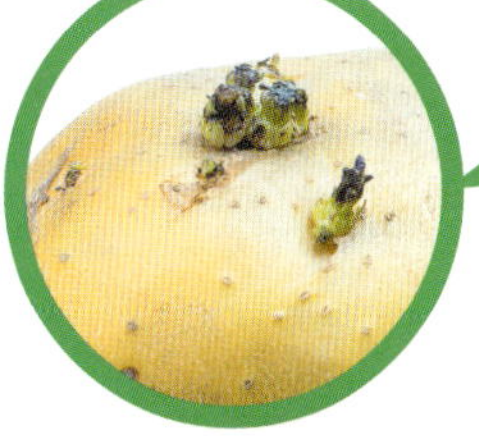

芽に神経毒があるというのは
よく知られているが、
じつは芽以外にも少量だが
毒が含まれている

ポイント

アーユルヴェーダでは、5歳未満の子どもは、
よく調理したものであれば、ジャガイモの毒を
消化できるといわれている。つまり、5歳を過ぎたら、
ジャガイモは食べないほうがよい

「カギを閉めてきたか忘れてしまう」は大丈夫!?

玄関のカギを閉めてきたかどうかを思い出せなくて不安になる、という方がいます。こうした人はたいていのばあい、86ページでお話しした「だいたい派」です。この体質の人はものごとの最後を憶えていないという特徴がありますから、玄関を出てカギを閉めているときには、すでに次のことを考えています。だから、記憶がはっきりしないのです。

こうしたことは、もともと体質的にヴァータ（=風の質）が強い「だいたい派」の人にはよく起こりますので、異常ではありません。

ただし、あまりに頻繁に起こって生活に支障をきたすほどであれば、ヴァータ系が乱れています。

また、大切なものをしょっちゅうどこかに置き忘れてしまうという人も、ヴァータの乱れによる入出力のエネルギーが乱れています。ここに置いたという情報をきちんとインプットできていないので、わからなくなってしまうのです。

つかった消しゴムがすぐなくなってしまうとか、買ったばかりのコーヒーをどこに置いたかわからなくなってしまう、などというのもヴァータ系に乱れがある証拠です。

必要なときに必要な情報を入れないで、入れなくてよいものをどんどん入れていくので、アウトプットにもミスが起こってくるでしょう。

ただ、だいたい派の人には起こりうることなので、日常の些細《ささい》なことなら心配しなくても大丈夫です。しかし四六時中、身の回りの大切なものをなくすようなら、かなり乱れています。

ヴァータを整えれば、こうした症状はなくなっていきます。

「憶えたはずのことが出てこない」は大丈夫!?

これは「だいたい派」や「きちんと派」という体質とは関係なく、記憶エネルギーそのものに乱れがあるばあいが多いので、ちょっと注意が必要です。

日々を忙しく過ごし、人間関係や仕事でさまざまなストレスや緊張をうけている現代人は、つねに神経のヴァータ（=風の質）を乱しやすい状況にあります。身の回りにはあらゆる情報が飛び交い、知らないことがあると不安になったり、何か乗り遅れているような焦燥感を抱いたりすることもあるでしょう。

時代のせいというのもありますが、多くの人が情報過多な生活のために、脳が疲れやすくなっているのです。

不安になると、人は必要以上に情報をとりいれようとしますが、情報過多になればなるほど、それらを処理するエネルギーは弱ります。入れすぎた情報の処理が追いつかず、フル回転してオーバーヒートしてしまうのです。

車にたとえるなら、ヴァータ系はスピードで、ピッタ系はエンジン、カパ系はガソリンです。エンジンをがんがんに吹かせてスピードを出すと、ガソリンはどんどん減ってしまいます。つまり記憶そのものができなくなるのです。

記憶を保持するカパ系のエネルギーは、わたしたちの精神活動の源でもあります。こころと脳の滋養なのです。このエネルギー源がなくなってしまえば、わたしたちは記憶を留めておくことができません。いくら情報を入れて処理しても、憶えていられないのです。

38

記憶力を鈍らせる最大要因はアルコール!?

お酒は脳にもっともよくない食品

お酒は、**脳神経にとっては悪の根源です。**科学的にも、アルコールは飲んだ量に比例して神経細胞が破壊されることが証明されています。

アルコール度数が高ければ高いほどよくなく、それがワインであろうが日本酒であろうが同じです。**神経系を非常に不安定にしますし、なによりオージャス（＝生命エネルギー）を破壊するというのも大きな原因です。**もちろんプラーナ（＝神経エネルギー）もありませんから、いってみれば害しかない毒であるということになります。とくに、焼酎《しょうちゅう》はその毒性が強いとされますので、ほどほどにしてください。

どうしてもアルコールを飲む方は、飲むときの温度に気をつけるとよいでしょう。**もっともその毒性の害を抑えられるのが人肌程度、つまり三六～七度です。**熱燗《あつかん》やお湯割りのように熱くしたものや、氷をたくさん入れたり、氷結させたような冷たいものは、非常に有害です。

そして、体内からアルコールが抜けても、その毒性は蓄積されています。ですからお酒を飲みつづけていれば、確実に記憶力は落ちるでしょう。記憶力を落としたくなければ、お酒は一滴も飲まないにかぎります。

お酒は脳神経にとって悪の根源

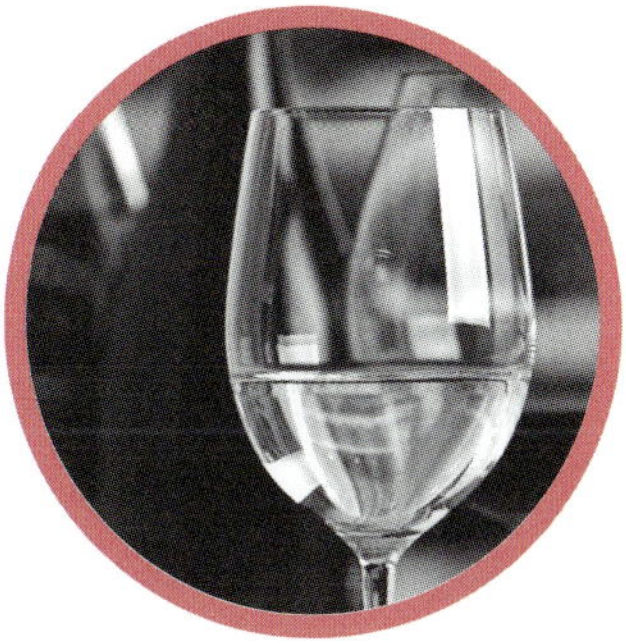
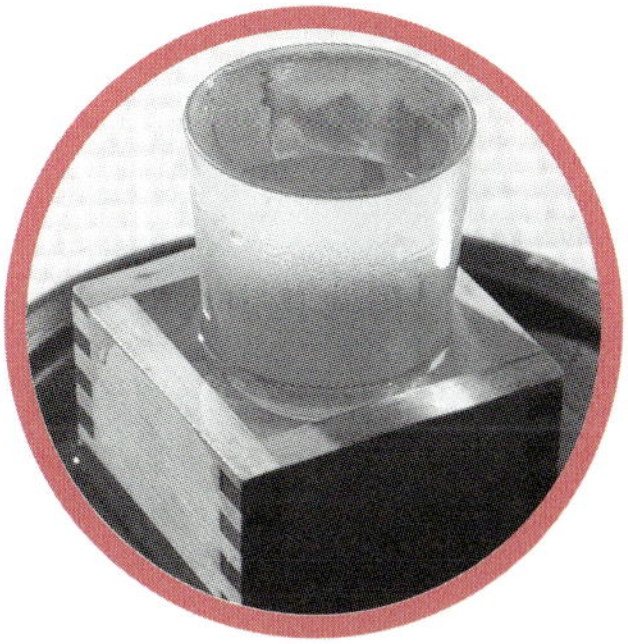

アルコール度数が高ければ高いほどよくなく
神経系を非常に不安定にし、オージャスを破壊する

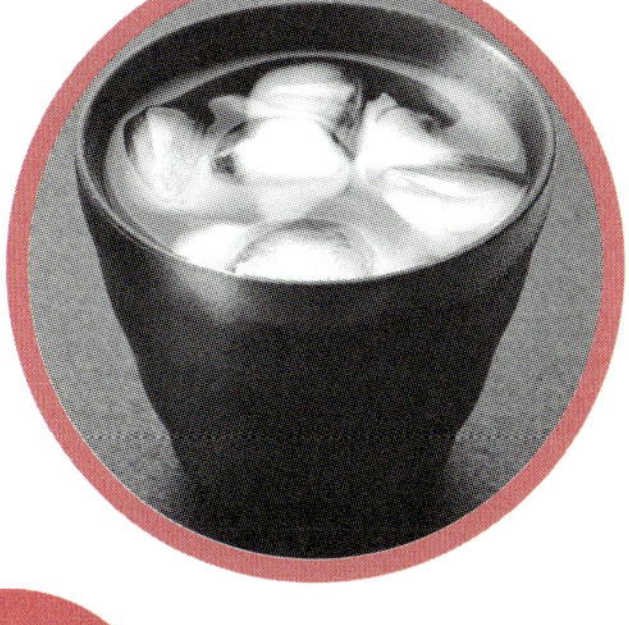

とくに毒性が強いのが

焼酎

ポイント

お酒を飲むと寝つきがよくなるといわれるが、
眠りそのものは浅くなるので、眠りの質は落ちている。
お酒を飲んで寝ても神経の疲労はとれないので、
脳の休息にはなっていない

39
「三度の食事＋白湯」で脳は劇的に変わる

もの忘れがひどいという人は、重いものの食べすぎなどでカパ（＝重い質）が増え、体内にアーマ（＝未消化物）が溜まってしまっている可能性があります。

心身ともに重くなるため頭の働きも鈍って、大切なことが思い出せないという症状も出ているでしょう。

もの忘れを予防し、つねに記憶エネルギーを正常に働かせるためには、体内にアーマを溜めず、神経系を詰まらせないことが大切です。

そのもっとも簡単な方法が白湯を飲むこと。

白湯には、消化力を強め、からだ全体の代謝力を上げて、同時にすでに溜まってしまったアーマを溶かして流すという作用があります。

白湯を飲みつづけると、内臓がきれいに洗浄され、からだが本来の機能をとり戻しはじめます。

一週間もすれば、からだは軽くなり、こころの不安もいつのまにか消え、ぼんやりしていた頭もはっきりしてくるはずです。

白湯がアーマを溶かしてくれる

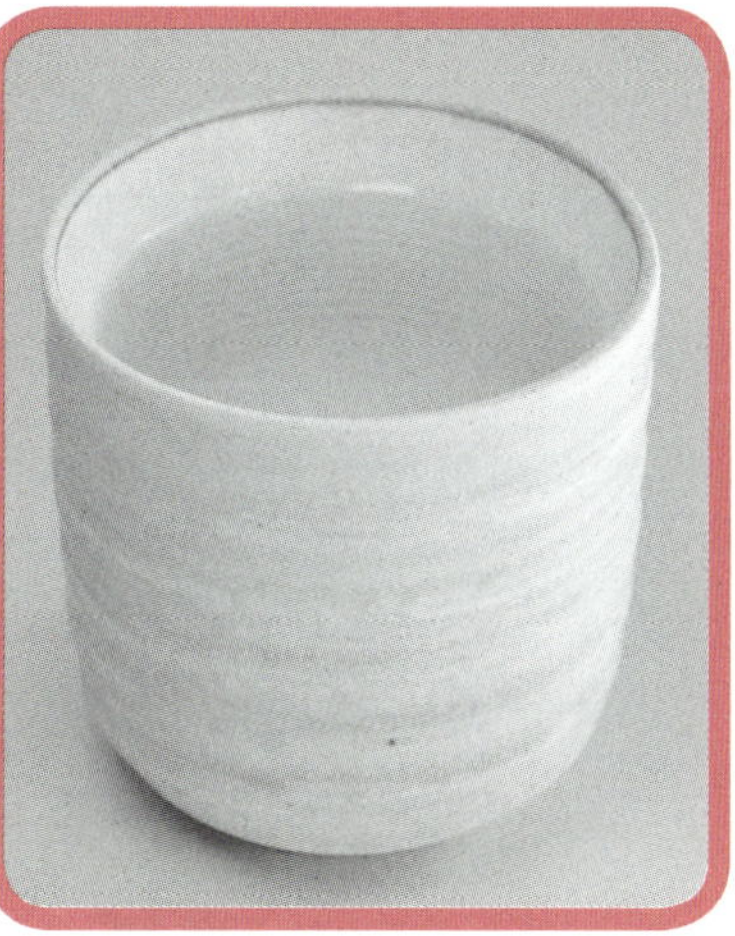

**白湯を飲みつづけると、
内臓がきれいに洗浄され、
からだが本来の機能を
とり戻しはじめる！**

飲み方は、できるだけ熱い状態のまま、少しずつすするようにして飲みます。食事中や食事の前後に飲むとよいでしょう。

とくに食事のとき、食べながらコップ一杯の白湯を飲むようにすると、消化の働きを助けるので、アーマができにくくなります。もの忘れの悪化を感じているなら、食後三〇分ほど経ったころに、もう一杯白湯を飲むとさらに効果的です。

また、白湯そのものがヴァータ（＝風の質）、ピッタ（＝火の質）、カパ（＝水の質）という三つのエネルギーを整える効果があるので、19ページでお話しした記憶の三エネルギーのいずれかに乱れがあったばあいでも、エネルギーバランスも整えて正常の状態に戻してくれるのです。

40 朝は脳の浄化タイム

白湯の飲み方として、**もっとも効果を発揮するのが、朝の一杯です。**コップ一杯の白湯を五~一〇分かけて、ゆっくり飲んでください。朝起きていちばんに白湯を飲むと、全身があたたまって代謝が上がり、からだの機能がスムーズに稼働しはじめます。

朝はもともと、からだの毒素がもっとも外に出やすい時間帯です。この時間に白湯を飲むと、老廃物を押し流し、排泄を促す効果もあります。

アーマがすでに溜まっている人だと、白湯を飲みはじめたときにまずいと感じることがありますが、飲みつづけていけば、かならずおいしく感じるようになります。**白湯を甘く感じはじめたら、消化力が上がって体内のアーマが減ってきた証拠です。**

白湯にする水は、わたしたちのからだに馴染みのある日本の天然水が適切です。水道水でも、きちんと浄化してあれば問題ありません。

瞬間湯沸かし器のような便利なものもありますが、**できるだけ直接火にかけてつくったもののほうが効果的です。**電気機器を使用するにしても、せめて沸騰させて飲むようにしてください。

お茶では効果がない!?

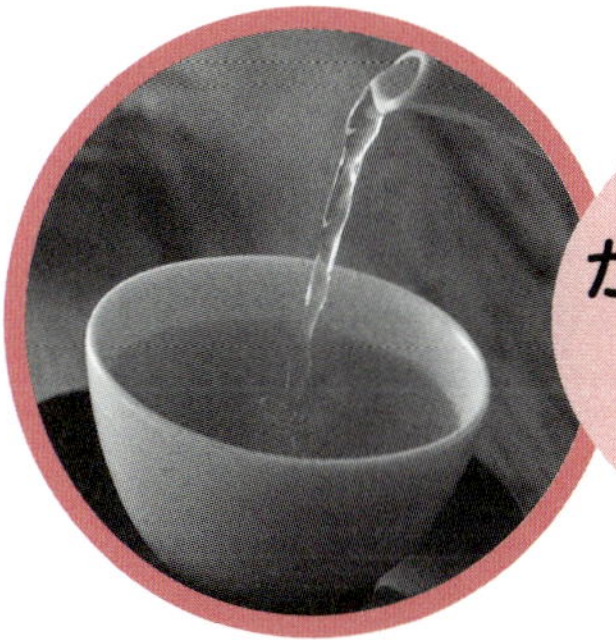

お茶は、
からだを冷やす質をもっていて、
白湯の代わりには
ならない

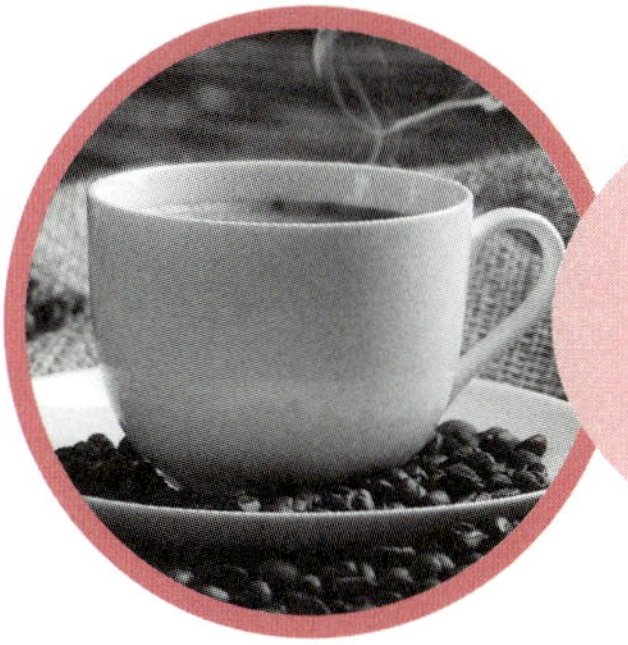

コーヒーも同様。
カフェインを含む飲み物は
基本的にからだを冷やす

白湯には、腸に残っている未消化物を
洗い流す効果があるが、
お茶には、こうした効能はない

41 脳の神経を強くする万能油ギー

油を使うなら、こんなふうに！

記憶力をアップさせたいなら、ぜひ食べていただきたい油があります。**ギーと呼ばれる油です。**ギーは、アーユルヴェーダではもっとも純粋な油とされ、無塩バターからつくることができます。

脳の神経系統には、構造上たくさんの油が必要です。たとえば、神経は神経繊維から成っていますが、その繊維一本一本に神経鞘《しんけいしょう》という油の鞘《さや》があります。この鞘から、脳神経へと栄養が送られています。脳神経には、上質な油による潤いがつねに必要なのです。

ギーは、この神経系統に滋養を与える脳のカパにとって、非常に質のいい栄養となります。適量を料理につかうと、記憶力アップにもつながるはずです。ギーは通常の食用オイルとして、どんな料理にもつかえます。ただし油ですから、やはりとりすぎには注意してください。

健康によいといわれるオリーブオイルですが、じつはからだを冷やす質をもっています。とりすぎたり、生でとったりすると、消化不良を起こしやすく、アーマ（＝未消化物）になってからだを詰まらせる原因になります。もちろん脳の詰まりも起こします。

オリーブオイルは、かならず火を通して食べるように

脳にいい油、注意すべき油

記憶力をアップさせてくれる

"ギー"

アーユルヴェーダで、
もっとも純粋な油とされ、
無塩バターから
つくられる

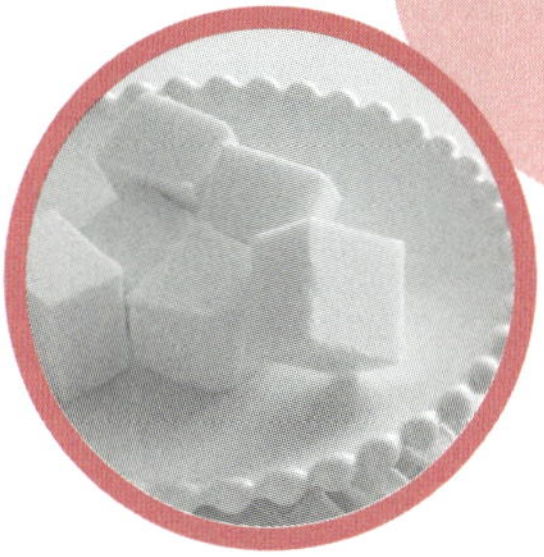

しましょう。また、からだが冷えていると感じる人は、できるだけ避けてください。

代わりにおすすめしたいのが、ひまわり油です。ひまわり油はオイルのなかでももっとも軽く、よく燃えて消化の負担になりませんから、消化力が弱っていると感じる人にもおすすめします。

また亜麻仁《あまに》油は、非常に酸化しやすい油です。冷蔵庫に保管して、かならず冷たいものを生のままつかわなくてはなりません。油自体には効能があるかもしれないのですが、生のものや冷たいものはからだを冷やします。消化の負担になりますから、脳を鈍らせる原因にもなるでしょう。

アーユルヴェーダでは、油は調理につかうものという原則があります。そうした観点からも亜麻仁油はおすすめしていません。

42

もの忘れ防止アイテム――スパイスをうまく食べよう！①

効果絶大！三種混合スパイスのつくり方を公開！

油は脳にとって必要不可欠なものですが、やはりどこまでいっても重い。そこでおすすめしたいのがスパイスです。油の重い質は火をつかうことで軽くなりますが、スパイスをつかうとさらに消化によくなります。

スパイスの作用で油そのものがよく燃えるので、食べたものが滋養になりやすくなるのです。

ちなみにアーユルヴェーダでは、スパイスはすべて粉末をつかいます。

さまざまな種類のスパイスがありますが、まず**消化を促す効果があるのがクミン。**からだの火の力（＝ピッタ）を高めてくれるので、未消化物が溜まっている人や、からだが冷えている人におすすめです。香りが強いので、お好みに合わせてつかってください。

また**ターメリックには、神経系統に非常によい作用があります。**ウコンとも呼ばれ、鮮やかな黄色をしていますが、辛さはありません。案外クセはなく、わりとどんな料理にもつかえて食べやすいスパイスです。

このターメリックに含まれるクルクミンという成分に、神経細胞を活性化する効果があるといわれていま

おすすめ！ 3種スパイスミックス

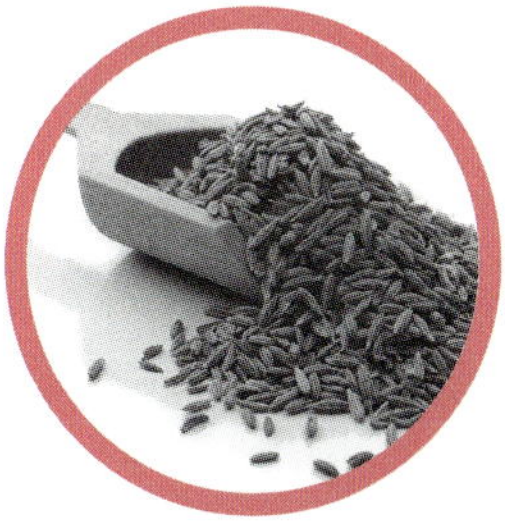

クミン

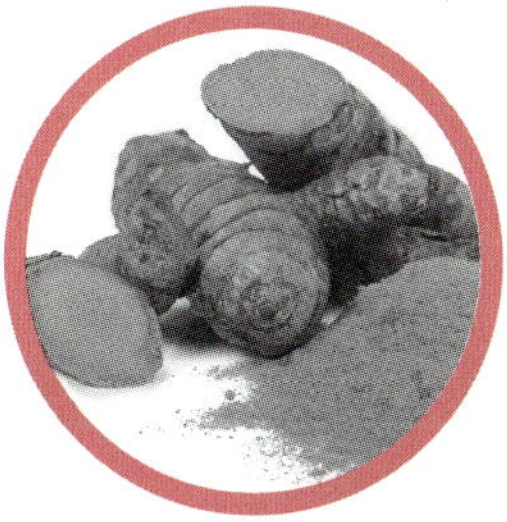

ターメリック

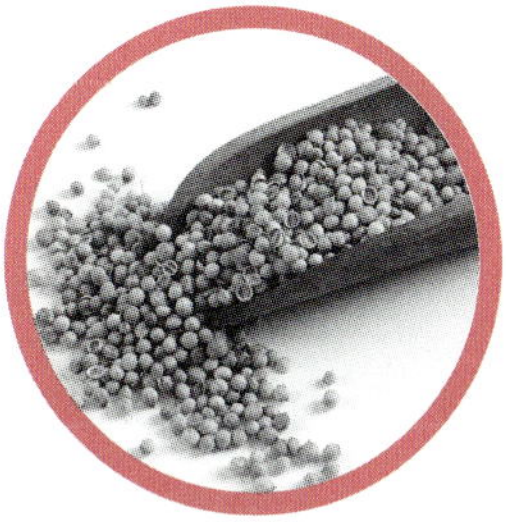

コリアンダー

3種を1：1：1で合わせる！

す。科学的に立証されたわけではありませんが、諸外国と比較してインド人に認知症が少ないのは、ターメリックをたくさん食べているからともいわれます。血液を浄化したり、肝臓の働きを助ける効果もあります。

脳の血流をよくして血管を浄化しますから、もの忘れの解消にもつながるはずです。

また**コリアンダーには消化促進の作用があり、過剰な脳や体内のピッタを整えてくれます。**

そこでおすすめしたいのが、**三種スパイスミックス。クミンとターメリックとコリアンダーを1：1：1の割合で合わせたものです。**

三つのスパイスの効能をすべてとりいれることができ、神経系統全般によい作用をします。日々の料理にぜひとりいれてみてください。

43 ショウガ＆黒コショウのすごい効能

ショウガには、消化力を非常に高める作用がありま**す。**からだ全体をあたためる効果もあるので、脳のよけいなカパ（＝重い質）を浄化してくれます。粉末を調理につかってもよいですし、すり下ろしたものを炒めものに加えたり、スープにスライスして入れてもよいでしょう。

つかいすぎるとからだのピッタ（＝火の力）が上がりすぎてしまうことがあるので、**胃腸の弱っている人は控えめにしてください。**胃が痛いときや下痢をしているときも、あまり食べないようにしましょう。また、季節から夏と秋はピッタが乱れやすい時期なので控えめに。反対に冬や春は、たくさんとりいれてください。

もうひとつ、**脳の詰まりを解消するのに効果を発揮するのが黒コショウです。**

黒コショウは、からだの細い血管や細胞のすきまに溜まったアーマ（＝未消化物）を浄化する作用がありま す。もちろん脳の細い血管に詰まったアーマもとり除いてくれるので、脳梗塞の予防にもなります。

ただし**粗びきではなく粉末でないと効果がありません。**脂っぽい食事が多かったり、コレステロール値が高いという人は、ぜひふだんの食事にとりいれてください。

脳の詰まりを解消してくれる食べもの

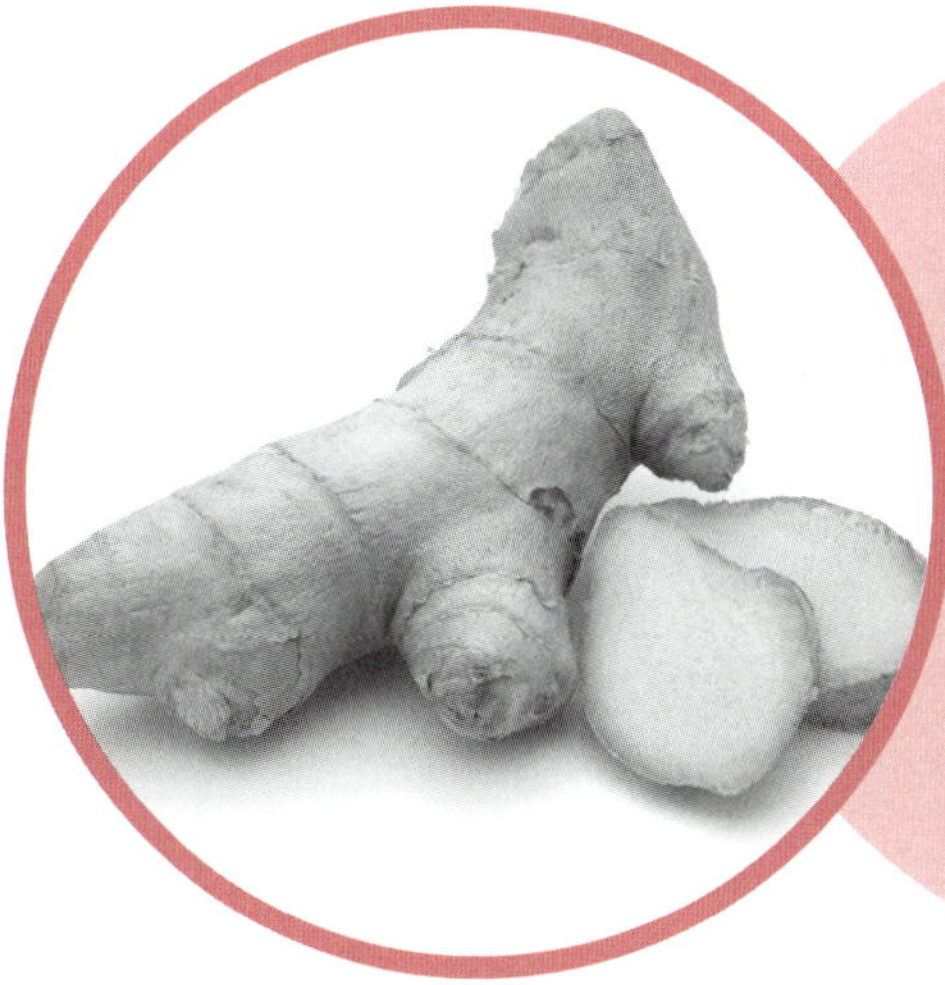

消化力を高める、
からだ全体を
温める効果があり、
脳のよけいなカパを
浄化してくれる

ショウガ

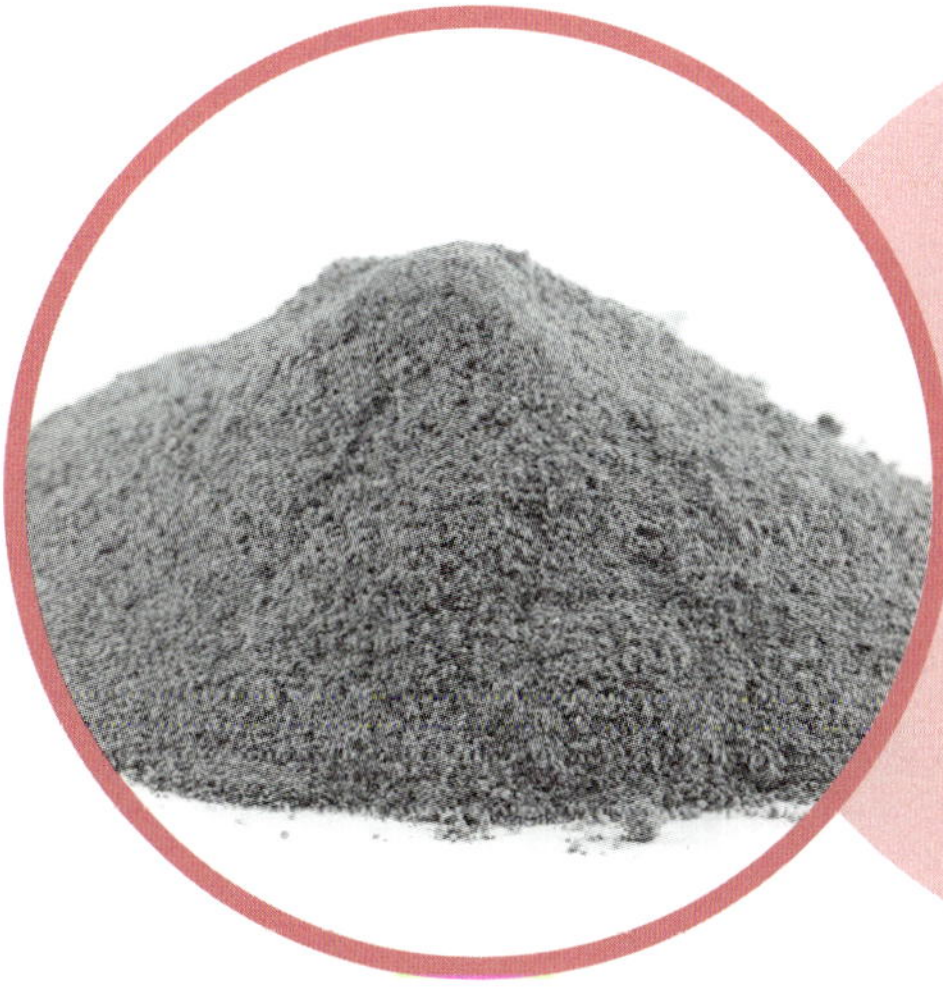

からだの細い血管や
細胞のすきまに
溜まったアーマを
浄化する作用がある

黒コショウ

44 効果抜群!アーユルヴェーダ式の簡単朝食

朝という時間帯は、からだの消化力がもっとも落ちています。ですから**朝食はとにかく軽くすべきです。**

朝起きたら、まず白湯を一杯飲んで消化力を上げます。そして排泄をしてすっきりしたら、朝食を食べましょう。**朝食に最適なメニューは、あたたかいおみそ汁に軽くお茶わん一杯のご飯、そして葉野菜の煮浸しなどを少し。**これで十分です。

あるいは、あたためた牛乳にトースト。トーストにはバターやギーを塗るとよいでしょう。牛乳は神経系統にとてもよいので、朝飲むのはおすすめです。

ここで、脳の働きを高めるのに効果的な朝食をご紹介しましょう。**アーユルヴェーダシリアルです。**

まずお好みのドライフルーツを小さな鍋に入れて、ひたひたぐらいの水を加えます。たとえばデーツやプルーン、ドライイチジクなどを一粒ずつ、それにレーズンを一つかみ。そしてアーモンドやピスタチオ、カボチャの種なども数個ずつ加えて、少量の水で煮てください。

弱火で一〇分ほど煮て、鍋のなかの水分がほぼなくなったころに、一〇〇ミリリットルほどの牛乳を加えます。そして牛乳があたたかくなったら、器にうつしてい

朝食はとにかく軽く!

朝食は

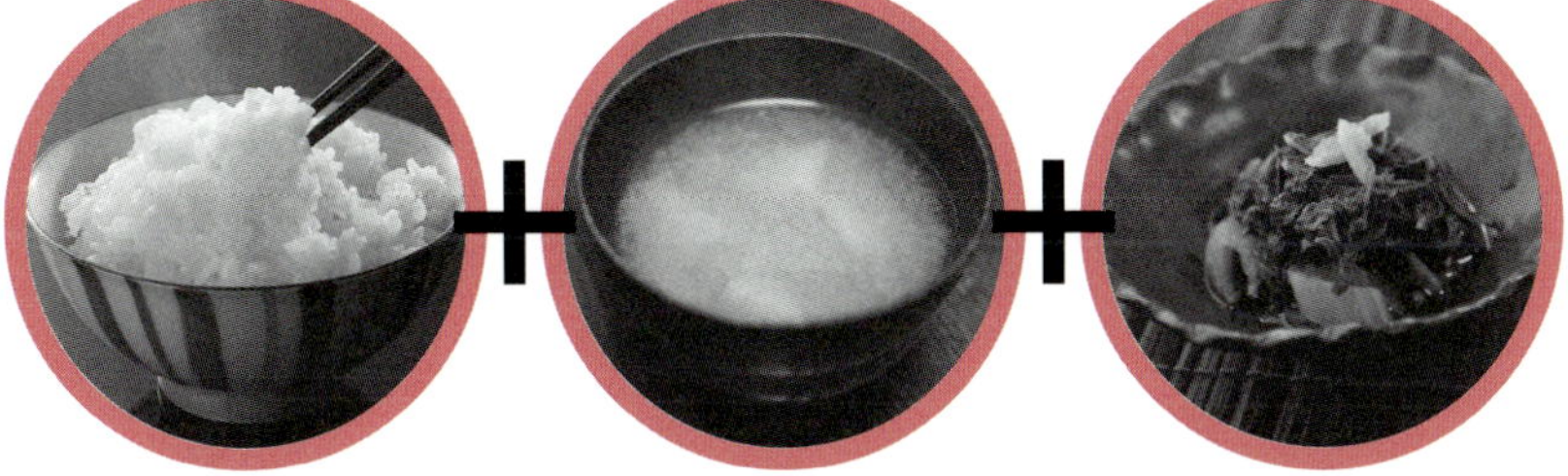

で十分!

ただきます。

このミルク煮は、神経に必要な栄養がギュッと凝縮されたような理想の食事です。消化にもよいですから、からだの負担なく七つの代謝の段階を経ることができ、よけいなアーマ（＝未消化物）をつくらずに、神経の滋養になるのです。

少しもの足りないなというばあいは、炊いたご飯をスプーン一杯分ほどプラスしてください。ボリュームが出ますから、満足できるはずです。

わたしは毎朝、このシリアルを食べています。朝に準備するのは面倒なので、小さな容器に一回分の材料を入れて、七日分の材料をセットしておきます。朝はその容器から鍋にうつし入れるだけですから、とても簡単です。これなら週末にほんの一〇分で済んでしまいますので、おすすめします。

45 昼食は〝満足感〟が大事！

朝を軽めに食べると、昼にちゃんとおなかが空きます。軽く朝食を食べたことで、日中の消化力が高まるからです。この昼食で、しっかり食べてください。

炭水化物を中心に、質のよい油をとりいれるようにします。

昼食で大切なのは、「しっかり食べて満足感を得る」ということです。 この満足感を得るということが、食べたものが生命エネルギー（＝オージャス）になる過程で、じつはとても大事な感覚。

「ああ、おいしかったな」とこころから思えることが、非常に大切なのです。

そのためには、**炭水化物と油がどうしても必要です。** おかずだけたくさん食べても、何かもの足りないという感覚が残りますね。人は、ある程度の重さをからだにとりいれないと、満足感を得られないものなのです。

ただ、昼間というのは、満足感を得やすい時間帯でもあります。ですから油のない軽いもので昼食を済ませてしまっても、じつは満足できてしまいます。しかし無意識下では、「満足できなかった」という不満を感じてい

昼はしっかり食べて満足感を得る！

昼食を軽めにして
満足感が
得られないと

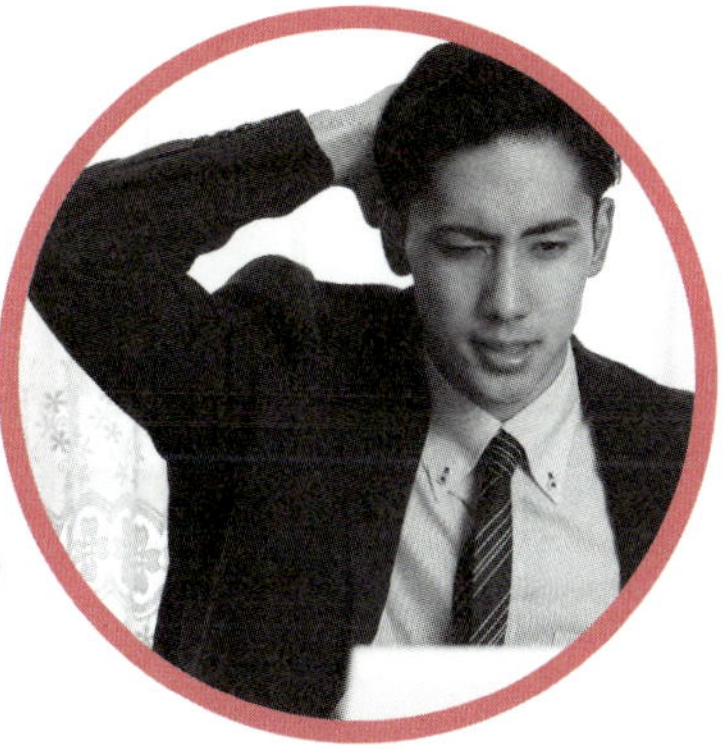

ヴァータが乱れて
午後の仕事に
集中できない

るのです。

この隠れた不満が、午後の活動への妨げとなります。こころが十分に満足できていないので、その後の仕事に集中できなかったり、本領が発揮できなかったりするのです。

昼食で十分な重さをとりこめず、満足感も得られないとなると、**ヴァータ（＝風の質）が乱れてこころが不安定になり、記憶が散漫になったり、ものごとに集中できないという悪影響も出るでしょう。**

昼食にしっかり炭水化物と油をとって満足感を得るということは、栄養素という観点だけでなく、脳の活動のために必要不可欠なのです。

この満足感こそが神経系統を安定させ、何かに集中したり創造性を高めたりという、人間本来の活動をささえます。

46

朝昼晩の食事量が記憶力を左右する！③

朝軽く、昼しっかり、夜軽くがベスト

昼食にきちんと満足感を得れば、午後の活動でも納得のいく仕事ができます。そうすると、夕食で食べすぎることがありません。

反対に、昼食を急いで軽く済ませてしまうと、午後の活動への影響はもちろんですが、**昼に得られなかった満足感を得ようと、夜に食べすぎてしまいます。**

不安定なまま午後を過ごしてしまったために、その不安を埋めようとして重いものを過食してしまうのです。

この悪循環にハマってしまうと、昼を抜いて夜に過食し、カパがずっしりと溜まった状態で寝ますから、翌朝からだが重く、頭も冴えないでしょう。食べすぎたものは消化されずにアーマ（＝未消化物）となって体内に蓄積され、脳神経にも詰まっていきますから、脳の活動自体が鈍くなるのです。

こうした食生活をつづけていると脳疾患にもなりかねません。

夜たくさん食べると、朝は胃腸がもたれているので朝食を抜いてしまうという人もいるでしょう。これもよろしくありません。朝は少し食べて、消化力を高めてあげ

こんな食生活に注意

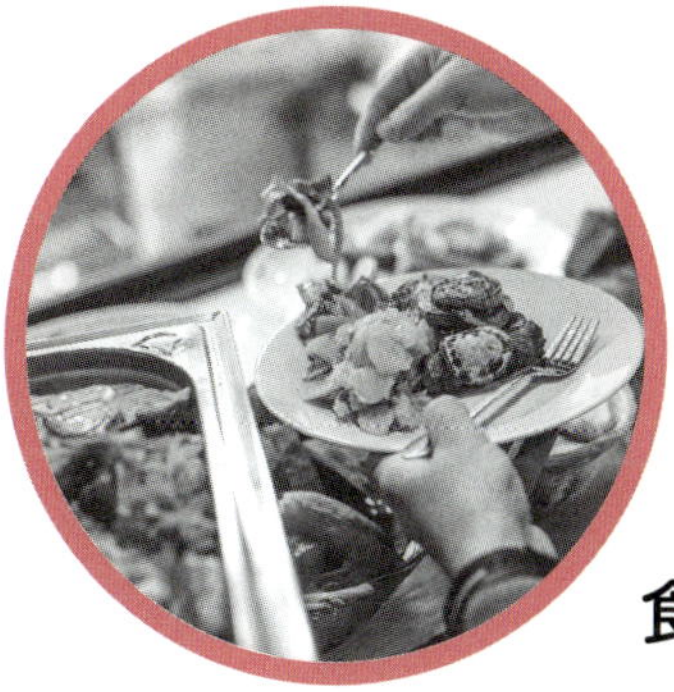

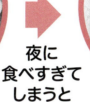

夜に
食べすぎて
しまうと

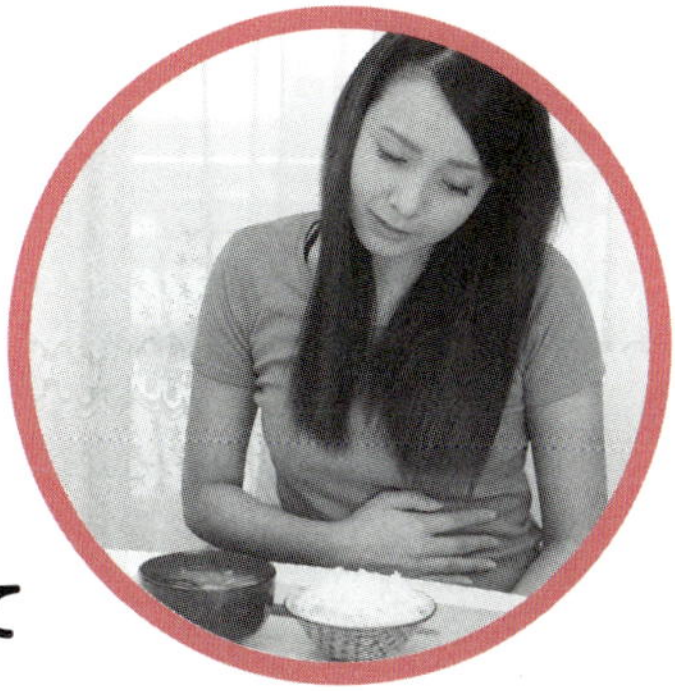

朝、胃腸がもたれて
朝食を抜いてしまう

すると

昼になっても消化力が上がらず、悪循環に陥る

る必要があります。

朝食を抜くと、人によっては昼になっても消化力が上がりません。夕方になってやっとおなかが空いてきて、夜にどか食いをしてしまう。朝食を抜いていると、こうした悪循環に陥りやすいのです。

そうならないためにも、**朝は軽く、昼はしっかり、そして夜は軽く。**この法則を守ることが大切です。

なかには、昼しっかり食べると午後眠くなってしまうという方もいるかもしれませんが、これはからだにアーマ（＝未消化物）が溜まっている証拠です。白湯を飲んだり、夕食を軽くするなどして、少しずつ生活スタイルを変えていきましょう。

二週間もすれば、昼食をしっかり食べても眠くならなくなるはずです。

47

朝昼晩の食事量が記憶力を左右する！④

「あと一口」が万病を連れてくる!?

もしここで食べてしまうと、一口では済まなくなり、過食につながります。この時点で、からだはすでに満足しているということを忘れないでください。**こころにその満足感が届くまでに、少し時差があるだけです。**

この「あと一口」の積み重ねが未消化物（＝アーマ）を増やし、消化力を弱らせる原因です。**つづけていれば頭の働きも鈍り、記憶力にも悪影響が出ます。**未消化物はやがて毒素になりますから、単純な脳の機能低下によるもの忘れだけでなく、アルツハイマー型認知症や脳血管性認知症などの、本当の病気になってしまうのです。

とはいっても、**食べる量はどんなときも「腹八分目」が基本です。**昼食でも、おなかがはち切れるほど食べてはいけません。

ちょうどいい食事量の目安は、「もう一口食べたい」というところでやめておくということ。五分ほど経つと「もう少し食べたい」という気持ちも消えて、心地いい満足感を得られるでしょう。

この「あと一口」が、腹八分目か食べすぎかを決めるボーダーラインなのです。

「腹八分目」が基本

食べる量は、
どんなときも
「腹八分目」が基本

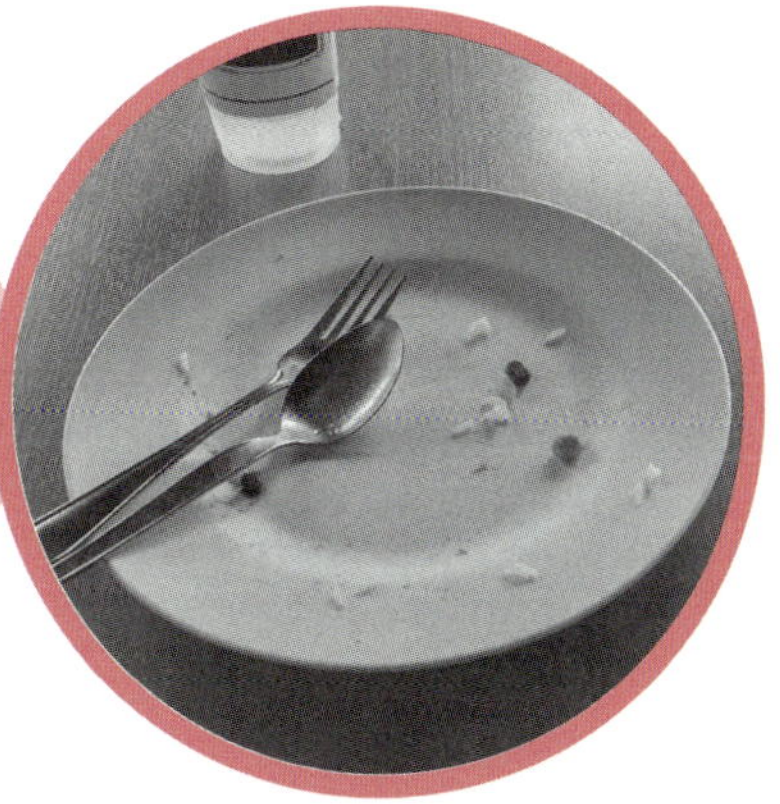

ポイントは「もう一口食べたい」
というところでやめておくこと！

ここで食べてしまうと、一口では済まなくなり
過食につながる

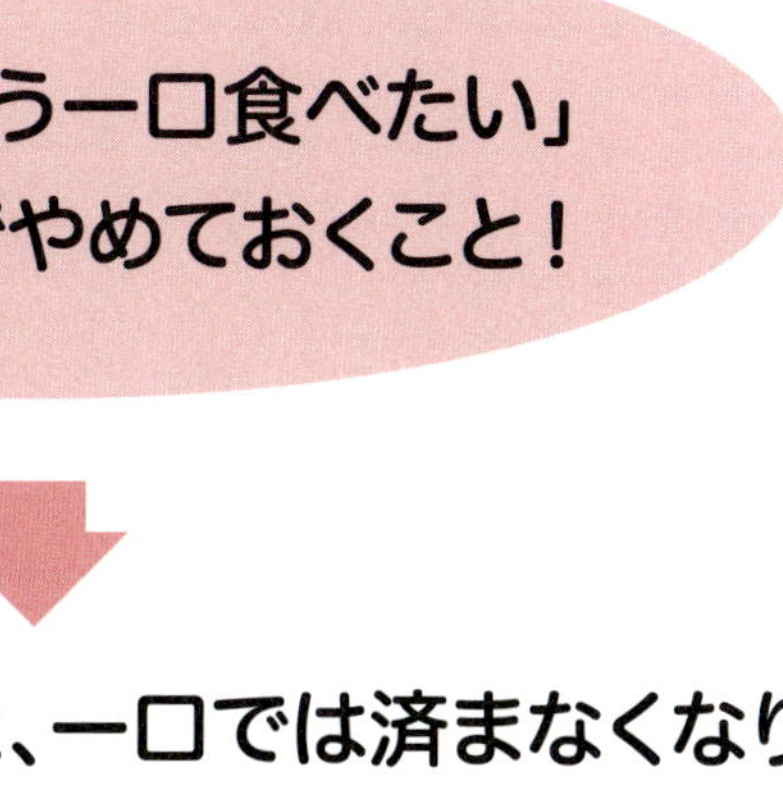

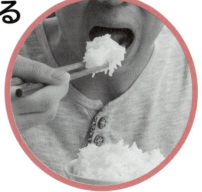

48

食後の散歩が脳を活性化させる！①

食後の散歩でアーマを燃えやすくする

食後の過ごし方としていちばんよいのは、散歩をすることです。

食事を終えて、五～一〇分の食休みをとったら、散歩に出かけます。**一〇～一五分、ゆっくり歩くだけでかまいません。**

消化力を高める効果がありますから、すでに体内に溜まっている未消化物（＝アーマ）も燃えやすくなります。

帰ってきたころには「もう少し食べたい」という気持ちはすっかり消え、こころも落ち着いて、午後の仕事に集中できると思います。

もし、散歩から戻ったときに「まだおなかが重いな」と感じるようだったら、**このときに白湯をコップ半分ほど飲んでください。**おなかがすっきりと軽くなるのがわかるはずです。

食後の散歩は、夕食後もできると理想的です。質のよい睡眠にもつながりますので、翌朝の目覚めも快適で頭もすっきり冴えわたります。

食後の散歩で胃腸を浄化

食後の過ごし方で
いちばんよいのは、
散歩をすること

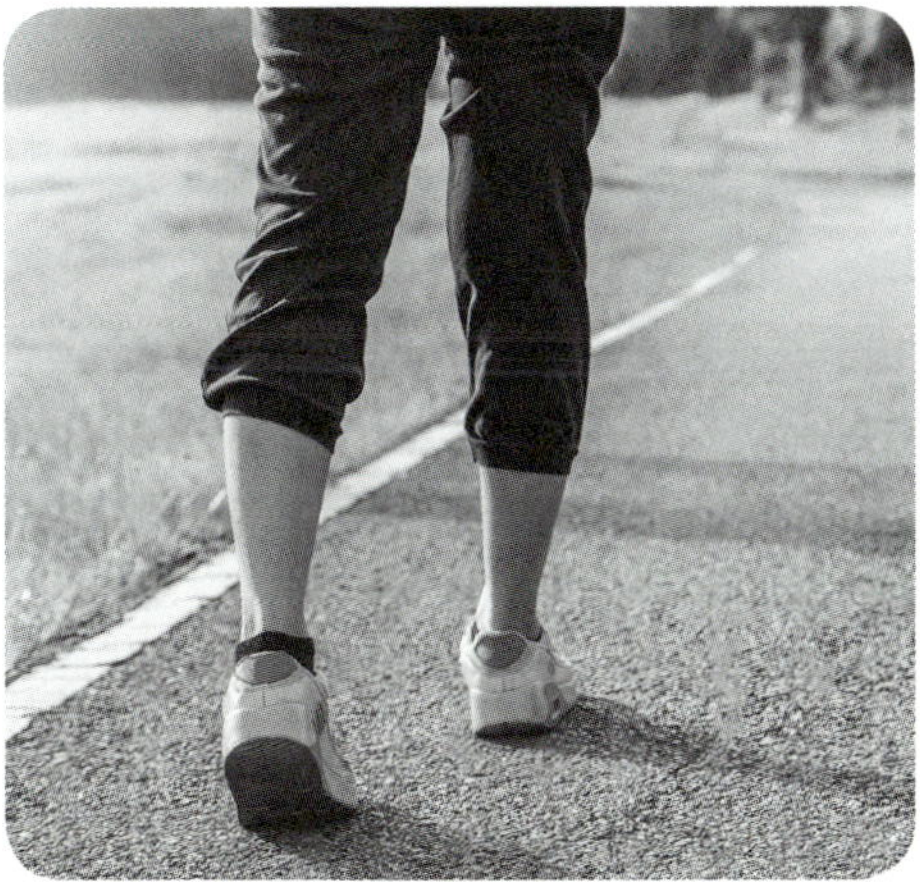

**消化力が高まり、
体内に溜まっている未消化物も
燃えやすくなる!**

ポイント

散歩から戻ったときに「まだおなかが重い」
と感じるばあいは、
白湯をコップ半分ほど飲もう

49 〝食べてすぐ寝る〟は禁物

反対によくないのは、夜遅くにたくさん食べ、からだが重くなったまま動かずにテレビやパソコンをじっと見て、そのまま寝てしまうというパターン。

この「食べたあとじーっと動かない」というのが、健康にも脳にも非常によくないのです。夜の散歩がむずかしいようであれば、部屋で足踏みするだけでもかまいません。食べてすぐ寝てしまうのは、絶対に避けましょう。

現代人は、日中は昼食をとるひまもないくらいに忙しく働いていますから、夕食をたっぷり食べてビールを飲んで、テレビをつけてゴロゴロするのが一日の至福だという方もいるかもしれません。でもこれをやってしまうと、確実にもの忘れは悪化し、そうした生活をつづけていると、なかにはそのままアルツハイマー型認知症や脳血管性認知症へと進行してしまう方もいるでしょう。

アーユルヴェーダでは、**夕食は夜八時までに、遅くとも九時までにとるのが理想的とされています。**ふだん夕食がどうしても夜九時を過ぎてしまうという人は、**週に二度ほど、夕食をスープだけにしてみてください。**

週二回、実践していけば、眠りが驚くほど深くなって、翌朝からだも脳もすっきりしているでしょう。

ふだん夕食が夜9時を過ぎてしまうばあい

週に2度、夕食を
スープだけにしてみる

or

週に2度、夕食はとらずに
ホットミルク1杯だけにする

すると

眠りが驚くほど
深くなって、翌朝
からだも**脳**も
すっきりする！

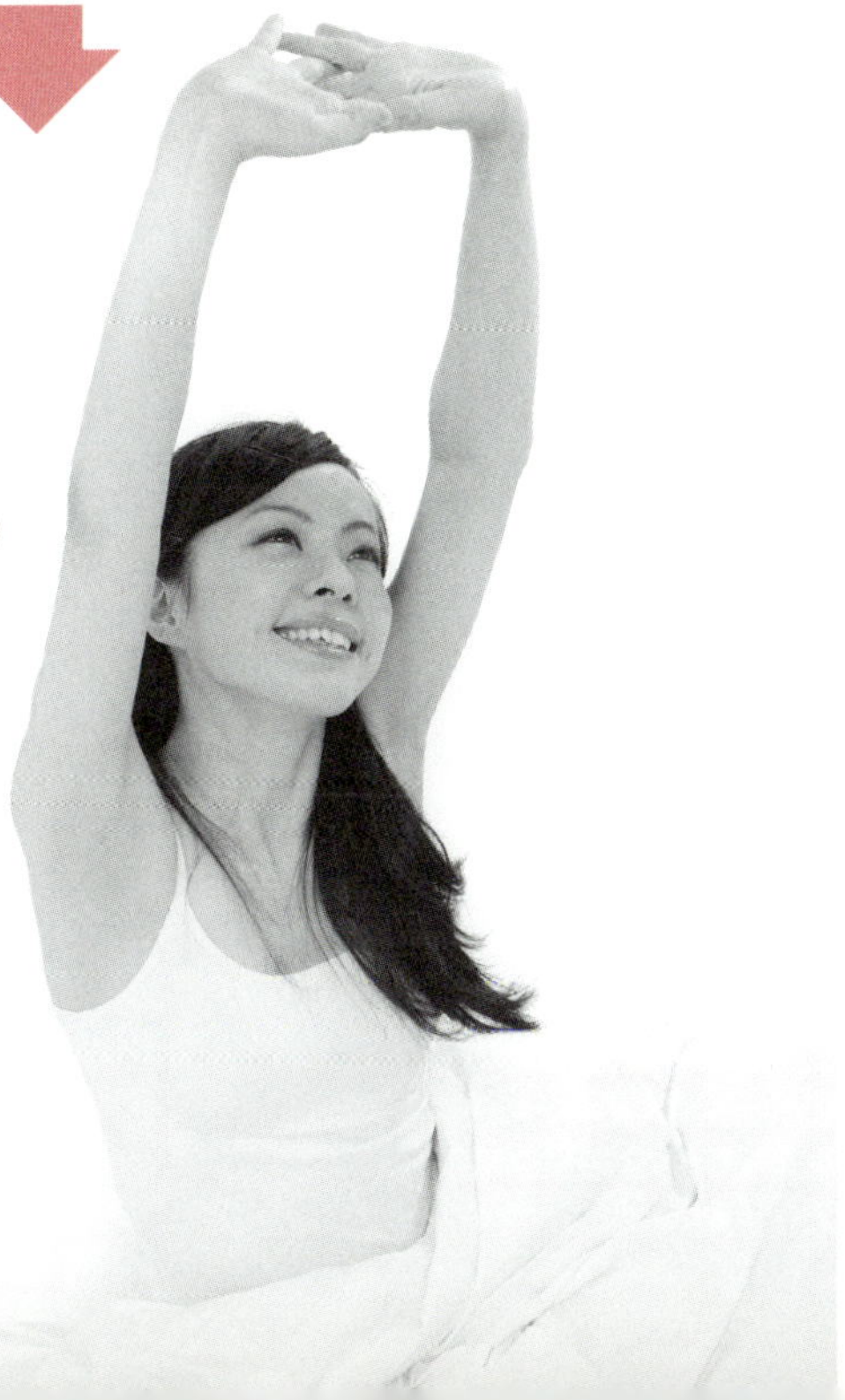

50

朝のヨーグルトは記憶力を低下させる!?

ヨーグルトはあらゆる食品のなかで、もっとも冷たく重い

「朝食にヨーグルトは欠かせない」という人もいるかもしれませんが、じつはヨーグルトはあらゆる食品のなかで、もっとも冷たくて重い質をもっています。ですから、**どんなことがあっても冷たいヨーグルトをそのまま朝食に食べてはいけません。**

市販されているものはつくられてから時間が経過していますし、しかもたいていは冷蔵庫で冷えていますから、**本当に消化にわるくアーマ（＝未消化物）になりやすいのです。**アーマはからだを詰まらせて代謝を下げ、あらゆる病気の原因になります。

もちろんヨーグルトの乳酸菌自体は、正しく消化吸収されれば腸でよい働きをして、排泄を促してくれるかもしれません。しかしきちんと消化できていなければ、乳酸菌が有効に働くこともないのです。

食べるなら朝ではなく日中にしましょう。消化に負担をかけない食べ方としては、ヨーグルトを水で割ったラッシーがおすすめです。ヨーグルト1：水5の割合で薄めたものを、昼食後に飲んでください。その際、クミンの粉末と、塩を少々入れて飲むと、消化や排泄を促してくれます。

朝食に冷たいヨーグルトはダメ

ヨーグルトは
あらゆる食品のなかで
もっとも
冷めたくて重い質
をもっている

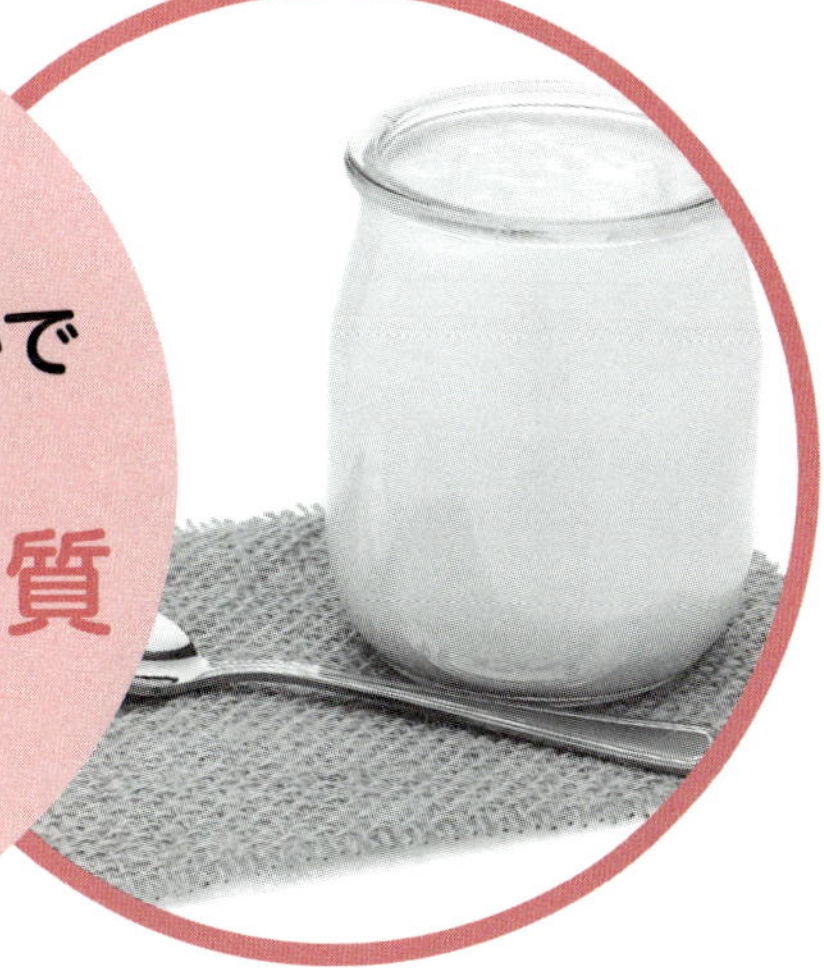

↓

**アーマになりやすく、からだを
詰まらせて代謝を下げ、
あらゆる病気の原因になる**

51

日本人に合わないローフード

からだを冷やすローフードは事態を悪化させる!?

ヨーグルトと同じ理由でNGなのがローフード。**野菜や果物のスムージーも同様です。**火をとおすと野菜や果物のもっている酵素が壊れてしまうので生のまま食べたほうがよいという考え方のようですが、この論理にはそもそも矛盾があります。

わたしたちはもともと、体内に酵素をもっています。胃の壁から分泌されるペプシンや十二指腸から分泌されるトリプシンなど、こうした消化液が酵素です。

では、なぜいまさらのように外から酵素をとりいれようとするのでしょうか。

その理由は明確です。**からだが冷えていて体内の酵素が本来の働きをしていないからです。**自分のもっている酵素が冷えているせいで働かないのに、からだを冷やすローフードを食べてしまえば、さらに事態は悪化します。

たしかにローフードやスムージーを食べると、一週間ほどは体調がよくなります。外から入ってきた酵素に、からだが一時的に反応して機能が回復するのです。

しかし一週間以上つづけると、からだ自体は冷えていくので、ますます冷えて本来の働きをしなくなります。

からだを冷やすと本来の働きが発揮されない

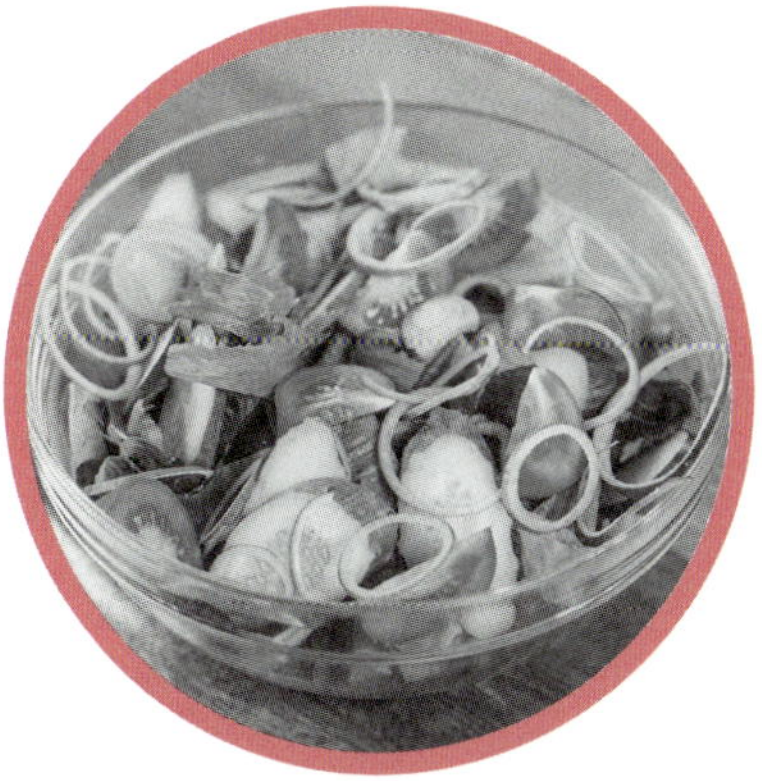

ローフード

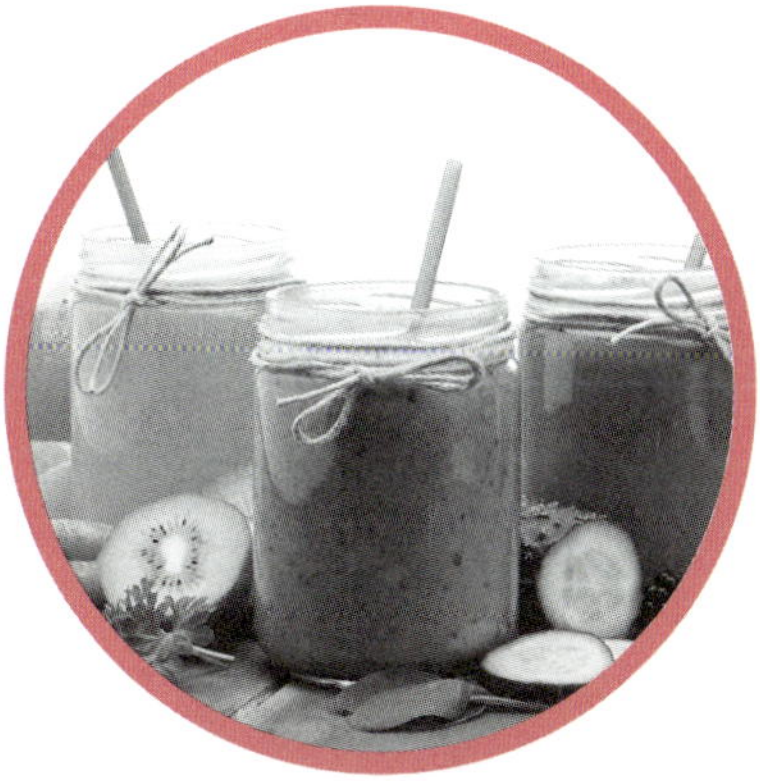

スムージー

火をとおすと野菜や果物のもっている
酵素が壊れてしまうので、生のまま食べた
ほうがよい、といわれるが

そもそも

からだが冷えていて、体内の酵素が
本来の働きをしていないから、
食べものから酵素をとりいれるのに、
からだを冷やすローフードを食べてしまうと、
事態を悪化させる！

もの忘れの悪化は鬱病のはじまり!?

現代人がもの忘れを悪化させる大きな原因のひとつが、〝食べすぎ〟です。

脂っぽいものや甘いものを食べすぎたり、夜遅くに食事をすると、からだに未消化物（＝アーマ）が溜まります。その未消化物はやがて毒素になり、体内のあらゆる管に詰まりを起します。もちろん脳の神経にも詰まります。

すると、「大切なことが思い出せない」という症状が出はじめます。詰まってしまって、記憶が思うように出てこないのです。

こうした人は、からだもこころもずっしりと重く鈍くなっているので、内向的になる傾向があります。同じ考えばかりが頭に浮かんだり、過去の出来事にとらわれたりするのです。頭の切り替えができなくなるので、思考そのものが苦痛になることもあるでしょう。

やがては願望ももてなくなり、鬱傾向になって、人生そのものを前に進めることができなくなります。記憶力が落ちはじめ、こころとからだが重く感じはじめたら要注意。頻繁なもの忘れは、鬱病のはじまりともいえるのです。

もの忘れを予防し、つねに記憶エネルギーを正常に働かせるためには、体内にアーマ（＝未消化物）を溜めず、神経系を詰まらせないことが大切です。

食事のときに白湯を飲んだり、夕食を軽めにするなどして、からだに溜まったアーマを浄化していきましょう。つづけるうちに心身ともに軽くなり、頭もクリアになっていくはずです。

認知症も食事で防げる!

「もの忘れ」をするようになると、認知症なのではと心配する方も多いようです。いまのところ完治しない病気とされていますから、たしかに不安もあるでしょう。

アルツハイマー型認知症のような重篤な記憶障害のばあい、三つの記憶エネルギーの観点でいうと、すべてに乱れがあるということになります。人によってはヴァータ系が乱れていたり、ピッタ系が乱れていたり、カパ系が乱れていたりと、さまざまな乱れのパターンの組み合わせがあり、非常に複雑です。ただ、だからといって不安になる必要もありません。記憶エネルギーの乱れは、食事で整えることができるからです。ふだんの食生活で「もの忘れを治す食」を実践していけば、こうした重篤な記憶障害は未然に防ぐことができます。

もの忘れを悪化させる根本原因は、消化できずに体内に溜まった未消化物(=アーマ)です。

アーマには粘着性がありますから、からだのあらゆる管(=スロータス)に詰まり、びっしりこびりついてしまいます。頭の働きも鈍って、記憶力も落ちはじめるでしょう。脳神経や脳血管にも詰まり、小さな脳梗塞を引き起こすようになるのです。

未消化物はやがて毒素になりますから、単純なもの忘れや脳の機能低下だけでなく、脳血管性認知症やアルツハイマー型認知症など、重篤な脳疾患の原因になります。

加齢とともにからだの消化力は弱っていきますから、肉や魚を減らし、消化に負担をかけない食事に変えていきましょう。まずは白湯を食事にとりいれたり、夜遅い食事をやめて昼食を一日のメインにするなど、体内に未消化物を溜めない食事に切り替えてください。

そして一日一品でよいので、新鮮で質のいい野菜をつかったできたての料理を食べましょう。

日々の食事でからだとこころの詰まりをとり除いていけば、もの忘れは確実に減っていきます。

<著者紹介>
蓮村 誠（はすむら・まこと）

1961年生まれ。東京慈恵会医科大学卒業、医学博士。医療法人社団邦友理至会理事長。オランダマハリシ・ヴェーダ大学、マハリシ・アーユルヴェーダ認定医。特定非営利活動法人ヴェーダ平和協会理事長。

東京慈恵会医科大学病理学教室および神経病理研究室勤務後、1992年オランダマハリシ・ヴェーダ大学、マハリシ・アーユルヴェーダ医師養成コースに参加。現在、診療に当たる傍ら、マハリシ・アーユルヴェーダ医師養成教育、全国各地での講演活動、書籍執筆などマハリシ・アーユルヴェーダの普及に努める。

著書に『「こころの不調」の９割は食事で治せる』『毒を出す食 ためる食』（以上、ＰＨＰ文庫）、『病院では教えてくれない不調の治し方』（大和書房）、『〈ありのまま〉の自分を磨く』（春秋社）など多数。

《アーユルヴェーダ関連資料一覧》

■マハリシ・アーユルヴェーダの診療を受けたい方へ

●**医療法人社団邦友理至会　マハリシ南青山プライムクリニック**
〒107-0062　東京都港区南青山1-15-2　TEL 03-5414-7555
9:30～12:00、13:30～17:00（自由診療、完全予約制）
ホームページアドレス　http://www.hoyurishikai.com/

■マハリシ・アーユルヴェーダ関連製品のお問い合わせ

●**マハリシ・グローバル・トレーディング・ワールド・ピース株式会社**
〒325-0116　栃木県那須塩原市木綿畑2263-3
TEL 0287-68-7155
E-メール　info@m-veda.jp　ホームページアドレス　http://m-veda.jp

[図解] もの忘れの９割は食事で治せる

2018年7月2日　第1版第1刷発行

著　　者　蓮村　誠
発 行 者　後藤淳一
発 行 所　株式会社ＰＨＰ研究所
東京本部　〒135-8137　江東区豊洲5-6-52
CVS制作部　☎03-3520-9658（編集）
普及部　☎03-3520-9630（販売）
京都本部　〒601-8411　京都市南区西九条北ノ内町11
PHP INTERFACE https://www.php.co.jp/
印 刷 所
製 本 所　図書印刷株式会社

ISBN978-4-569-84082-6